Abnehmen mit der Steinzeit-Diät

- In 28 Tagen zum Wohlfühlgewicht -

von

Michael Iatroudakis

Bibliografische Informationen der Deutschen Nationalbibliothek: Die Deutsche Nationalbibliothek verzeichnet diese Publikation in der Deutschen Nationalbibliografie; detaillierte bibliografische Daten sind im Internet über dnb.d-nb.de abrufbar.

ISBN-13: 978-1494934491
ISBN-10: 1494934493

Hinweis:

Inhaltsverzeichnis:

Einleitung

Wer heute abnehmen möchte, der steht einer teilweise unüberschaubaren Zahl von Diäten gegenüber. Die meisten dieser Diäten sind Trends, teilweise ungesund, nicht praktikabel oder sehr kompliziert umzusetzen. Des Weiteren fehlt in der übergewichtigen Gesellschaft nach wie vor die Aufklärung darüber, dass eine Gewichtsreduktion nur mit einer veränderten Lebenseinstellung einhergeht. Viele Ratgeber, Kurse und Workshops sind zu einseitig bzw. haben nur daran Interesse, teure Produkte an den Mann bzw. an die Frau zu bringen.

Der Ansatz der Steinzeiternährung ist ein völlig anderer und basiert auf Erkenntnissen der Forschung in den Bereichen Evolution / Medizin. (Was die Steinzeitdiät genau ist, erfahren Sie in einem späteren Kapitel).

Dieses eBook / Buch möchte Ihnen helfen, Schritt für Schritt Ihr Wohlfühlgewicht zu erreichen bzw. auch zu halten. Dieses eBook / Buch verschont Sie mit Hinweisen, wie gesundheitsgefährdend Übergewicht sein kann und hält Ihnen auch in dieser Hinsicht keine Moralpredigt. Ich habe die Steinzeitdiät mit anderen wichtigen Elementen verknüpft, die meines Erachtens eine wichtige Rolle spielen, um erfolgreich abzunehmen.

Des Weiteren halte ich mich kurz und knapp und vermittele Ihnen nur das Wichtigste, das Sie über die Steinzeitdiät wissen sollten. Der Vorteil liegt hierbei klar auf der Hand. Sie können gleich mit der Umsetzung beginnen, ohne kostbare Lebenszeit zu vergeuden. Wer tiefer in die jeweilige Materie eintauchen möchte, für den habe ich bestimmte Wörter verlinkt, die durch Anklicken auf Webseiten verweisen, mit mehr Inhalt zum jeweiligen Thema (bzw. Begriff). Im Anhang finden Sie auch Buchtipps und Webseiten-Empfehlungen meinerseits.

Die häufigste Frage, die ich gestellt bekomme, ist: "Wie viele Kilos kann man mit der Steinzeitdiät abnehmen?" Diese Frage ist nicht einfach zu beantworten, da viele Faktoren (Geschlecht, Alter, Diät-Vorgeschichte, evtl. Krankheiten, Motivation usw.) eine wichtige Rolle spielen. Eine grobe Faustregel wäre: Zwischen 2 und 5 Kilo in einem Monat sind möglich.

Am Schluss haben Sie die Möglichkeit, mit mir in Kontakt zu treten, wenn Sie Fragen haben. Über ein Feedback würde ich mich freuen. Ich wünsche Ihnen viel Spaß und eine Menge Motivation bei der Umsetzung…

Ihr

Michael Iatroudakis

Die Gebrauchsanweisung (kurz und knapp)

Das eBook / Buch ist so aufgebaut, dass Sie an jedem einzelnen Tag ein Kapitel durcharbeiten sollten. Am Ende finden Sie jeweils eine kapitelbezogene Aufgabe, die Sie ab sofort umsetzen sollten. Lebensverändernde Maßnahmen sollte man in der Regel Schritt für Schritt angehen, gerade dann, wenn es um die Gewichtsreduktion geht. Der Körper ist keine Maschine, die auf Knopfdruck das macht, was wir wollen. Daher geben Sie dem Körper und sich selber die Zeit, die benötigt wird. Deshalb vermeiden Sie es, an einem Tag alles verändern zu wollen, auch wenn es in Ihnen vor Ungeduld nur so brodelt.

Nicht selten habe ich es als Fitnesstrainer erlebt, dass übermotivierte Menschen nach einer Weile das Handtuch warfen, weil sie nicht in der Lage waren, das eigene über-zogene Tempo auf Dauer zu halten. Also, vermeiden Sie es, mit dem 5.Gang loszufahren und schalten Sie lieber wieder zurück in den ersten…

Los geht's…

Tag 1

Was bedeutet eigentlich das Wort „Diät"?

Das Wörtchen **„Diät"** hat in unserer heutigen Gesellschaft generell keinen guten Standpunkt, und das nach meiner Meinung völlig zu Unrecht. Warum, das möchte ich Ihnen mit diesem Leitsatz erläutern.

Was bedeutet eigentlich Diät?

Hierbei gibt es unterschiedliche Sichtweisen, die ich hier mal kurz auflisten möchte.

Sichtweise I

Wenn der Volksmund „Diät" sagt, meint er meist eine mehr oder weniger kurzfristige Maßnahme, um lästige Pfunde (ohne viel zu tun) loszuwerden. Natürlich soll so eine Diät schnell wirken und nicht allzu lange dauern. Das Ergebnis nach einer Eier-Diät kennen wir alle.

Warum? Weil man nach einer Diät mehr wiegt als zu Anfang. (Jo-Jo-Effekt)

Sichtweise II

Wenn ein Arzt oder Therapeut „Diät" sagt, meint er meist eine Ernährungs- und Lebensweise, die auf die Behandlung einer bestimmten Krankheit (Fettsucht, Diabetes usw.) abzielt. Sehr trocken, sehr steif und sehr medizinisch und leider auch hier nicht immer von Erfolg gekrönt.

Sichtweise III

Wenn die alten Griechen „Diät" sagten, meinten sie einfach eine gesunde Lebensweise.

Punkt.

Alle wichtigen Faktoren des Lebens sollten darauf ausgerichtet sein, dass es der Gesundheit des Einzelnen zugutekommt. Dazu gehören neben Essen und Trinken natürlich auch Bewegung, seelisches Wohlbefinden usw.

Sprich: Gesundes Essen, Bewegung und das Ganze mit der richtigen geistigen, spirituellen Einstellung sind die drei tragenden Säulen, um langfristig sein Wunschgewicht zu halten.

Also, was spricht dagegen, die Sichtweisen der alten Griechen zu übernehmen und zu sagen:

Ja, ich mache eine Diät mit der Sichtweise, sämtliche Elemente (Essen, Bewegung und geistige Einstellung) ins eigene Leben zu integrieren.

IHRE AUFGABE FÜR HEUTE...

Wenn Sie erfolgreich und vor allem dauerhaft abnehmen möchten, sollten Sie sich im Klaren sein, dass ohne eine gravierende Veränderung Ihrer momentanen (Lebens-) Situation nichts passieren wird.

Das, was Sie dachten und taten, sind die Ergebnisse von heute. Das, was Sie heute denken und tun, sind die Ergebnisse von morgen....

Machen Sie eine Diät, verändern Sie Ihre Lebensumstände und Sie werden spüren, wie Ihr Körper maßgeblich nachzieht. Kommen Sie ins Handeln und verlieren Sie keine Zeit, denn das Leben ist viel zu kurz...

Tag 2

Die 72-Stunden-Regel

Die 72-Stunden-Regel besagt:

Wenn man sich etwas vornimmt, sollte man innerhalb von 72 Stunden den ersten Schritt getan haben, da sonst die Chance nur 1% beträgt, dass man das Vorhaben überhaupt ausführt.

Wenn Sie sich also etwas vornehmen, dann fixieren Sie es schriftlich und „machen Sie den ersten Schritt" in den folgenden 3 Tagen, um Ihr Vorhaben zu realisieren. Nutzen Sie Ihre Motivation, etwas zu tun bzw. etwas zu verändern und schieben Sie es nicht hinaus. Wie man seine Ziele (oder das Ziel: Abnehmen) richtig schriftlich fixiert, werden wir uns später näher ansehen.

Noch einmal: Alles, was Sie nicht innerhalb von 72 Stunden begonnen haben, wird mit an Sicherheit grenzender Wahrscheinlichkeit nie umgesetzt.

Dabei müssen Sie das, was Sie tun wollen, innerhalb dieser Zeit noch nicht zum Ende bringen. Vielmehr ist der erste Schritt das Wichtigste!

IHRE AUFGABE FÜR HEUTE...

3 Fragen helfen Ihnen, den ersten Schritt auch wirklich umzusetzen ...

- **Wer macht was?**
- **Was muss getan werden?**
- **Bis wann muss es getan werden?**

Wenn Sie sich diese 3 Fragen beantworten, kommen Sie direkt ins Handeln.

Dies gilt für Ihre privaten sowie auch Ihre beruflichen Vorhaben und Entscheidungen.

FANGEN SIE HEUTE AN!!!

Tag 3

Der Ist-Zustand & Formeln und Co

Die Ist-Aufnahme ist ein Begriff aus dem Projektmanagement. Sie stellt die Phase eines Vorgehensmodells dar, die der objektiven Ermittlung eines aktuellen Problems, möglichst ohne Bewertung oder Verzerrung, dient. Klingt bescheuert, ist aber so ;-)

Bevor wir mit der Gewichtsreduktion loslegen, müssen wir wissen, wo wir uns befinden. Daher ist eine Analyse des IST-Zustandes relativ wichtig. Welche Möglichkeiten wir hier haben, erfahren Sie im nächsten Kapitel.

Formeln und Co, BMI, THQ und Körper-Waage

Nichts ist frustrierender als Kalorienzählen, Tabellen erstellen und irgendwelche Formeln zu benutzen, die irgendein Wissenschaftler im Labor zur Norm gemacht hat. Ich möchte gleich auf den Punkt kommen:

Der individuelle Mensch lässt sich nicht in eine Tabelle oder in eine Formel stecken. Dennoch möchte ich Ihnen zwei gängige Maßnahmen vorstellen. Fangen wir an mit ...

Der Body-Maß-Index:

Der Body-Maß-Index (BMI) ist eine Messzahl zur Bewertung des Gewichts. Er berechnet sich aus dem Gewicht, geteilt durch die Größe im Quadrat.

Die BMI-Formel:

$$BMI = \frac{Gewicht}{Größe^2}$$

Beispiel:

Eine Frau wiegt 78 Kilo. Ist 166 cm groß:

$$BMI = 78 : (1,66 * 1,66) = 28,36$$

Der Body-Maß-Index in der Kritik:

Gerade Sportler erleben mitunter Frustrierendes: Bestimmen sie ihren Body-Maß-Index (BMI), gelten sie als übergewichtig und gesundheitsgefährdet. Der Index unterscheidet nämlich nicht, ob die Kilos durch antrainierte Muskeln oder durch Fett zustande gekommen sind. Gerade bei Menschen mit viel Muskelmasse ist der BMI nicht sehr hilfreich.

Doch es mehrt sich Kritik am BMI. Nicht nur für Sportler ist er wenig aussagekräftig, bei älteren Menschen können Wassereinlagerungen fälschlich ins Gewicht fallen. Mehr noch, auch in der Normalbevölkerung sagt der Index weniger über Gesundheitsrisiken aus als lange gedacht. Denn mittlerweile gehen Experten davon aus, dass nicht die Menge, sondern die Verteilung des Körperfetts entscheidend für bestimmte Krankheitsgefahren ist.

Fazit: Der BMI-Wert ist, neben der Ergebnisverzerrung bei steigender Körpergröße und ähnlicher Statur, nur begrenzt anwendbar bzw. aussagefähig.

Eine Alternative zum Body-Maß-Index:

Für das Risiko einer Herz-Kreislauf-Erkrankung als Folge von Übergewicht ist nicht allein entscheidend, wie groß das Übergewicht ist, sondern eher, wie das Fettgewebe im Körper verteilt ist. Deshalb tritt der Body-Maß-Index als Indikator seit Neuestem zugunsten des Taille-Hüfte-Quotienten zurück.

Was ist und wie funktioniert der Taille-Hüfte-Quotient?

Übergewicht erhöht das Risiko, diverse Herzerkrankungen zu bekommen. Dabei kommt es allerdings nicht nur auf das absolute Körpergewicht an, sondern auch darauf, wo am Körper die Fettpölsterchen sitzen. Während der BMI sich bei Kranken und Gesunden kaum unterschied, hatten die Infarktpatienten einen deutlich höheren THQ.

Es wird umso gefährlicher, je näher sich das Fett am Herzen befindet. Im oberen Bereich des Körpers legt sich das Fett um die inneren Organe. Dieses innere oder „braune" Fett ist anders aufgebaut als das Fett, das sich auf den Hüften, dem Gesäß oder den Oberschenkeln anlagert. Besonders die Fettzellen an Bauch und Hüften produzieren Botenstoffe, die den Blutdruck und damit das Herzinfarktrisiko erhöhen. Außerdem beeinflussen sie den Stoffwechsel und können dadurch Diabetes mellitus auslösen. Der Taille-Hüfte-Quotient berücksichtigt diesen Unterschied und ist deshalb aussagekräftiger als der BMI. Ein weiterer Vorteil: Der THQ ist anders als der Body-Maß-Index unabhängig von Alter und Geschlecht.

Und so funktioniert die THQ-Formel …

Der Taille-Hüfte-Quotient zeigt das Verhältnis von Taillenumfang zu Hüftumfang. Die Formel zur Berechnung des THQ lautet:

Taillenumfang (in cm) : Hüftumfang (in cm)

Wichtig: Der Taillenumfang wird dabei auf Höhe des Bauchnabels gemessen, der Hüftumfang an der breitesten Stelle der Hüfte.

Beispiel:

Bei einem Taillenumfang von 110 cm und einem Hüftumfang von 96 cm ergibt sich als THQ = 110 : 96 = 1,14

Die Körperwaage / Richtiges Wiegen… die äußeren Umstände:

Wenn es möglich ist, sollten Sie die Waage auf einen festen Untergrund stellen, also nicht auf einen Teppich, und dort auch stehen lassen. Wiegen Sie sich immer morgens nach dem Aufstehen, nach der Toilette und ohne Kleidung. Frühstücken Sie nicht, bevor Sie sich wiegen, und trinken Sie auch noch nicht Ihren Morgenkaffee.

Nach festen Regeln richtig wiegen

Besonders Menschen, die Diät halten und entsprechend gespannt sind, auch noch die kleinsten Fortschritte zu sehen, tendieren dazu, sich fast täglich auf die Waage zu stellen. Machen Sie das nicht: Mal wiegen Sie ein paar Hundert Gramm mehr, mal ein paar Hundert Gramm weniger, aber die Zahlen können Ihnen schon den Tag verderben. Dabei sind sie von vielfältigen Faktoren abhängig.

Um die Demotivation zu umgehen, sollten Sie sich einen Tag pro Woche aussuchen, an dem Sie Ihr Gewicht kontrollieren. Nehmen Sie immer den gleichen Tag, dann können Sie langfristig am besten feststellen, ob Sie langsam und stetig abnehmen.

Wenn Sie irgendwann trotz gesunder Ernährung und trotz Bewegung zunehmen, kann es daran liegen, dass Sie einen Teil Ihres Körperfetts abgebaut und Muskeln aufgebaut haben (Muskeln sind schwerer als Fett).

Um sich nicht von den Zahlen auf der Waage deprimieren zu lassen, können Sie das Maßband anlegen, um sich von Ihren Fortschritten zu überzeugen (siehe THQ Methode).

Nebenbei erwähnt: Auch ist es hilfreich, einen großen Spiegel mit einzubeziehen. Wenn Sie über ein gutes Auge verfügen, sehen Sie auch hier Ihre Fortschritte.

Ihr persönliches Wohlfühlgewicht:

Ob BMI oder THQ, diese Formeln können immer nur

Tendenzen bestimmen, aber nicht die komplette Wirklichkeit widerspiegeln. Eine einfache Methode ist es, sich nur auf sein persönliches Wohlfühlgewicht zu konzentrieren und das Ganze, ohne in eine Schablone gesteckt zu werden.

Daher sollte Ihr wichtigster Parameter immer Ihr persönliches Wohlfühlgewicht sein und das unabhängig von Formeln, Meinungen (Bekannten und Verwandten) und diversen Schönheitsidealen.

IHRE AUFGABE FÜR HEUTE...

Ermitteln Sie Ihren BMI-Wert

Ermitteln Sie Ihren THQ-Wert

Betrachten Sie diese Werte als eine Tendenz... nicht mehr und nicht weniger...

Ausschlaggebend ist Ihr Wohlfühlgewicht.

Was ist Ihr persönliches Wohlfühlgewicht?

Tag 4

Der Soll-Zustand & Ziele schriftlich fixieren

Der Duden definiert den Soll-Zustand kurz und knackig mit folgenden Worten:

"Zustand, in dem sich etwas zu einer bestimmten Zeit befinden soll"

Also, im vorhergehenden Kapitel (Tag 3) haben wir gemeinsam den Ausgangspunkt ermittelt. Jetzt ermitteln wir, wo wir hin wollen. Eine Handlung benötigt immer ein Ziel. Daher erfahren Sie im nächsten Abschnitt, wie man ein Ziel (oder auch mehrere Ziele) richtig formuliert.

Ziele schriftlich fixieren

Eine Langzeitstudie der Harvard University (USA), die regelmäßig die Werdegänge von Studienabgängern über einen sehr langen Zeitraum beobachtet, offenbarte ein erstaunliches Ergebnis.

83% der Studienabgänger hatten sich keine (Lebens-) Ziele für ihre Karriere gesetzt. Das durchschnittliche Einkommen dieser Gruppe lag zum Teil im normalen (unteren) Durchschnitt.

14% der Studienabgänger hatten eine klare Zielsetzung für ihre Karriere, die sie jedoch nicht schriftlich fixierten. Ihr durchschnittliches Einkommen lag im Schnitt dreimal so hoch wie das der ersten Gruppe.

3% der Studienabgänger hatten eindeutige Ziele für ihre Karriere formuliert und diese auch schriftlich festgehalten. Das Resultat: Diese Studienabgänger verdienten im Schnitt zehnmal so viel wie ihren ehemaligen Studienkollegen.

Also, Ziele schriftlich festhalten ist eine persönliche Verbindlichkeit sich selbst gegenüber. Ziele schriftlich festhalten verpflichtet zum Handeln und Ziele schriftlich festhalten gibt einem eine Richtung.

Fangen Sie heute damit an und fixieren Sie Ihre persönlichen Ziele.

Umsetzung / Allgemein:

1.

Besorgen Sie sich einen gescheiten Termin- / Notiz-Kalender. Bitte keinen billigen Gratis-Kalender von Ihrer Hausbank ;-), da diese Anschaffung in der Regel einmalig ist (mindestens 1-mal im Jahr), sollte man auf Qualität achten. Das würde beweisen, dass Sie es ernst meinen.

Ich persönlich habe sehr gute Erfahrungen gemacht mit der Firma Moleskin, die unterschiedliche Kalender und diverse Notizbüchlein im Angebot hat. Die Marke Moleskin, die es seit 1997 gibt, legt legendäre Notizbücher von Künstlern und Intellektuellen der letzten zwei Jahrhunderte neu auf, von Vincent van Gogh bis Pablo Picasso, von Ernest Hemingway bis Bruce Chatwin.

2.

Notieren Sie diverse Jahresziele, die Sie wiederum in Monatsziele und dann in Wochenziele unterteilen.

Ein simples Beispiel:

Jahresziel: 1 neues Auto

Monatsziel (Beispiel: Januar 20XX): in diversen Anzeigeblättern suchen (1 mögliche Option).

Wochenziel / Tagesziel: Zeitung kaufen.

3.

Unterteilen Sie Ihre Ziele in: Beruf, Familie, Freunde, Hobby usw. So bekommen Sie eine solide Struktur hinein und laufen nicht Gefahr, dass Ihre Ziele zu eindimensional sind.

Beispiel „Abnehmen"

Fixieren Sie schriftlich, welches Wohlfühlgewicht (in kg) Sie erreichen möchten. Schreiben Sie auf, wann (Datum) Sie es erreichen möchten. Bleiben Sie bei Ihrem Vorhaben realistisch. Wenn Sie Ihr Ziel zu hoch stecken (10 Kilo in 2 Wochen), werden Sie wahrscheinlich scheitern und Sie verlieren die Motivation und Lust, an Ihrem Ziel weiter zu arbeiten.

Umgekehrt kann ein zu lasches Ziel (2 Kilo in 8 Wochen)

unter Ihrem persönlichen Level liegen und ein Handeln schnell zum Erliegen bringen.

IHRE AUFGABE FÜR HEUTE...

Fixeren Sie schriftlich Ihr Ziel (Ihr persönliches Wohlfühlgewicht).

Tag 5

Was ist die Steinzeit-Diät?

Die Nahrungsmittel, die unsere menschlichen Vorfahren zu sich nahmen, waren jene, die immer noch am besten zu unserem heutigen Stoffwechsel passen. Die menschlichen Gene veränderten sich über die letzten Jahrtausende nicht schnell genug, um sich an unsere neue (von der Zeit der Industrialisierung geprägte) Ernährung anzupassen. Unsere heutigen Gene sind immer noch zu 99,99 % identisch mit jenen unserer Vorfahren. Forschungsergebnisse haben Hinweise geliefert, dass unsere Vorfahren sehr gesund waren. Trotz ihrer geringeren Lebenserwartung waren Todesfälle bei ihnen überwiegend die Ursache äußerer, natürlicher Faktoren, wie extremes Wetter, Unfälle, Raubtiere und Infektionen.

Sie litten also nicht an chronischen Zivilisations-Krankheiten wie Diabetes, Krebs, Bluthochdruck oder Herzkrankheiten. Diese Krankheiten entstanden erst viele Jahre später, als der Mensch zur Landwirtschaft überging und noch später, als man begann, Lebensmittel künstlich zu verarbeiten und mit Zusatzstoffen (Konservierungsstoffen, künstlichen Aromen usw.) anzureichern. Die Körper unserer Vorfahren erhielten von gesunden und vor allem ursprünglichen Nahrungsmitteln ihre (Lebens-) Energie.

Diese Nahrungsmittel ermöglichten es, die erforderliche Höchstleistung zu erbringen, die unseren Vorfahren tag-täglich abverlangt wurde. Unsere menschlichen Vorfahren waren ständig körperlich aktiv, denn sie mussten ihre

Nahrung jagen und sammeln. Ihre körperlichen Herausforderungen waren oft extrem, da sie schnell laufen mussten, um wilde Tiere zu jagen.

Um Ausschau nach Tieren zu halten, legten die Jäger dieser Zeit zu Fuß durchschnittlich rund 20 km pro Tag zurück. Dies beinhaltete auch kurze, schnelle Aktivitäten und Sprints, wenn Wildtiere entdeckt wurden oder die Flucht ergriffen werden musste. Die Ernährungsgewohnheiten unserer Vorfahren wurden in den letzten Jahren genau unter die Lupe genommen. Das Ergebnis dieser wissenschaftlichen Studien war, dass die Ursache der fast „übermenschlichen" Fähigkeiten unserer Vorfahren in ihren natürlichen Lebensmitteln und ihren Lebensgewohnheiten lag.

Das Fleisch von Tieren und Fisch sorgte für das nötige Eiweiß sowie die essenziellen Fettsäuren. Letztere lieferten – zusammen mit Ölen – hauptsächlich Nüsse und Samen. Frisches Obst sorgte für Kohlenhydrate und Nährstoffe mit einem niedrigen Glykämischen Index.

Unseren Vorfahren standen keine Milchprodukte, Getreide oder industriell verarbeitete Lebensmittel zur Verfügung. Diese kamen erst mit der Landwirtschaft und der Domestizierung von Tieren. Ein wichtiger Punkt ist, dass die Nahrungsmittel unserer Vorfahren nicht lange gelagert werden konnten.

Daher wurden Lebensmittel in der Regel frisch und direkt nach dem Sammeln (oder Jagen) konsumiert. Bedingt durch die Gezeiten und den häufigen Wechsel des Aufenthaltsortes, war die Ernährung unserer Vorfahren abwechslungsreich und vielfältig: Sie bestand aus Fleisch, Fisch und Meeresfrüchten.

Ein weiterer großer Teil der Ernährung bestand aus Obst, Gemüse, Nüssen, Samen und Wildkräutern. Diese wurden roh verzehrt, was die enthaltene Menge an Mikro- und Makro-Nährstoffen sowie krankheitsvorbeugenden Inhaltsstoffen maximierte. Noch ergänzt wurden diese gesunden Ernährungsgewohnheiten durch ein hohes Maß an körperlicher Bewegung.

Auf den Punkt gebracht:

Die Steinzeitdiät ist keine kurzfristige Ernährungsumstellung, sondern eher eine komplette Umstellung der Essgewohnheiten. Hierbei geht es darum, die Lebensmittel zu konsumieren, die für den Menschen, spitz formuliert, **„artgerecht"** sind.

Tag 6

Was in der Paleo Welt (Steinzeitdiät) nicht gegessen wird Teil 1

Kein Getreide...

Getreide ist in Deutschland Grundnahrungsmittel Nummer eins. Getreide ist allgegenwärtig. Ein Leben ohne Brötchen, ohne Brot, ohne Müsli, ohne Kuchen, ohne Nudeln? Für die meisten Menschen wäre dieser Gedanke unvorstellbar.

Weltweit wird Getreide gegessen und die Pflanze ist mittlerweile ein wichtiger Rohstofflieferant geworden. Getreide kann man in Massen anbauen, lagern, es ist in der Verarbeitung billig herzustellen und verspricht einen schnellen Energieschub. Alles spricht für das Getreide.

Getreidesorten sind: **Weizen, Roggen, Gerste, Dinkel, Grünkern, Hafer, Reis, Mais, Hirse usw. sowie das „Pseudogetreide" Buchweizen (ein Knöterichgewächs)**

Und dennoch ist der Anbau von Getreide gerade einmal 10.000 Jahre alt. Eine relativ kurze Zeit, denn schon vorher war der Mensch ganze 1.900.000 Jahre lang bestens ohne jedes Getreide ausgekommen. Zugegeben, anfänglich war das Getreidekorn sicherlich eine abwechslungsreiche Bereicherung für den damaligen Menschen und erst durch das Anbauen von Getreidefeldern konnte der Mensch überhaupt sesshaft werden; er gründete Siedlungen und

Gruppierungen. Die Anfänge des Ackerbaus werden als landwirtschaftliche Revolution betrachtet.

Allerdings hat erst der Ackerbau auch die Überbevölkerung auf der Erde ermöglicht. Und: Die Menschen wurden kleiner, Infektionen nahmen zu, Knochen und Zähne wurden brüchiger. Denn damals wie heute trägt Getreideverzehr zu einer allgemeinen Verschlechterung des Gesundheitszustandes bei.

Warum kein Getreide?

Getreide und die Abwehrstoffe

Abgesehen davon, dass Getreide im Körper Säure bildet, ist es auch arm an Mineralien, Vitaminen und Spurenelementen. Hält man vergleichsweise Obst und Gemüse, mageres Fleisch und Nüsse dagegen, schneidet Getreide sehr schlecht ab. Deutlich wird das Ganze, wenn man sich die Kohlenhydrate in Brot usw. ansieht. So ist die rein rechnerische Kohlenhydratmenge etwa in Nudeln mit 23 g pro 100 g nur wenig höher als in manchen Früchten (Beispiel: Bananen 22,8 g). Betrachten wir aber die Qualität der beiden Nahrungsmittelgruppen insgesamt, wird wieder klar, dass Früchte weit besser abschneiden als Brot und Getreideprodukte.

Das größte Manko des Getreides aber sind die sogenannten Antinährstoffe. Pflanzen können vor ihren Feinden nicht weglaufen. Daher hat sich die Natur für ihre Pflanzen interne biologische Abwehrwaffen ausgedacht, die beim Verzehr (durch Tier oder Mensch) beim Konsumenten zu gesundheitlichen Problemen führen können. Die biologischen Abwehrmechanismen der Getreidekörner reichen von Allergenen, die die Verdauung und Nährstoffaufnahme erschweren, bis hin zu Phytinsäure, Gluten und Lektinen, die das Immunsystem nachteilig beeinflussen.

Was gegen Getreide spricht...

Getreideprodukte sind arm an Nährstoffen und verdrängen bei Mahlzeiten das Essen von nährstoffreichen Lebensmitteln wie **Gemüse, Blattsalat und Obst.**

Getreide sind reich an Antinährstoffen wie **Gluten, Lektinen und Phytinsäure.** Diese können gesundheitliche Probleme, vor allem im Verdauungstrakt, auslösen.

Getreideprodukte bestehen überwiegend aus Kohlenhydraten und Stärke, diese kurbeln die Insulinproduktion an. Insulin hemmt den Fettabbau und ein Zuviel fördert den Fettaufbau.

IHRE AUFGABE FÜR HEUTE...

Streichen Sie ab heute alle Getreideprodukte aus Ihrer Ernährung.

Dies wären: Brot, Brötchen, Toast, Müsli, Nudelprodukte, Reis usw.

Ersetzen Sie diese durch reichlich Gemüse bzw. Blattsalat.

Tag 7

Was in der Paleo-Welt (Steinzeitdiät) gegessen wird Teil 1

Fleisch...

Basiswissen über Fleisch

Fleisch enthält viele Nährstoffe, die vom Körper gut aufgenommen und verwertet werden können. Neben Wasser, Eisen, Zink und Vitamin B besteht Muskelfleisch mit durchschnittlich rund 22 % hauptsächlich aus Protein. Proteine (Eiweiße) sind die Baustoffe unter den Nährstoffen. Sie bestimmen, wie jede einzelne Zelle und sogar unser ganzer Körper aufgebaut ist. Jedes Gewebe, ob Haar, Muskel oder Haut, wird aus Proteinen hergestellt. Fleisch ist reich an essenziellen, also lebensnotwendigen Aminosäuren (kleinste Einheit von Eiweiß) und gehört deshalb zu den Lebensmitteln mit der höchsten biologischen Wertigkeit.

Anders als Kohlenhydrate sind Proteine für den Menschen lebenswichtig. Lebensmittel mit einem hohen Eiweißgehalt sind: Fleisch, Fisch, Milchprodukte, Eier und Nüsse. Man unterscheidet zwischen rotem Fleisch (z.B. Rind- / Schweinefleisch, Lammfleisch, Ziegenfleisch, Kaninchenfleisch) und weißem Fleisch (z.B. Hühnerfleisch, Pute, Ente).

Tipps zum Fleischkauf:

Kaufen Sie bewusst ein. Wenn Sie billiges Fleisch aus dem Supermarkt kaufen, sollten Sie sich im Klaren darüber sein, dass das Fleisch aus guten Gründen so billig ist. Tiere aus Massentierhaltung werden nur mit dem Nötigsten an Platz, Hygiene und Viehfutter versorgt. Damit sie schneller geschlachtet werden können, werden sie vollgepumpt mit Wachstumshormonen, Antibiotika usw. Wer jedoch das billige Fleisch kauft, unterstützt dieses System nicht nur, sondern isst Hormone und Medikamente gleich mit. Sie tun sich also selbst einen Gefallen, wenn Sie zu Biofleisch greifen. Gleichzeitig setzen Sie so ein Zeichen gegen Massentierhaltung.

Eine weitere Möglichkeit: Kaufen Sie Biofleisch direkt vom Erzeuger. Machen Sie sich vor Ort selbst ein Bild und sprechen Sie mit dem Bauern über die Tierhaltung. Adressen hierzu gibt es mittlerweile zur Genüge im Internet.

IHRE AUFGABE FÜR HEUTE...

Ergänzen Sie Ihre Mahlzeiten durch Fleischgerichte. Achten Sie auf die Qualität beim Einkaufen.

Nebenbei erwähnt: Fleisch (Eiweiß und Fett) wirken bei einer Mahlzeit stark und nachhaltig sättigend.

Tag 8

Getränke

Der Mensch besteht zu über 70 % aus Wasser. Wasser ist die Basis aller biologischen Vorgänge im menschlichen Organismus, es sorgt für den ständigen Austausch der Auf- und Abbauprodukte des Stoffwechsels und hält so den Körper funktionsfähig. Schon nach einem zwei- bis viertägigen Flüssigkeitsmangel kann es zu Bluteindickung und Kreislaufversagen kommen. Bereits ein Flüssigkeitsverlust von 10 % des Körpergewichts führt zu Desorientierung, Schwindel, Schwäche bis hin zu Bewusstlosigkeit und Nieren- und Kreislaufversagen.

Natürlich ist Wasser als Getränk in der Paleo-Welt die erste Wahl. Aber: Wasser ist nicht gleich Wasser! Denn hier spielt Qualität eine wichtige Rolle.

Tipp:

Kaufen Sie Wasser ohne Kohlensäure, denn Kohlensäure führt zu einer unnötigen Säurebelastung im Körper.

Kaufen Sie Wasser mit wenig Mineralgehalt, denn ein Zuviel an zugeführten Mineralien führt dazu, dass das Wasser gesättigt und nicht mehr in der Lage ist, Abbauprodukte zu binden.

Kaufen Sie Wasser wenn möglich in Glasflaschen, denn Plastikflaschen enthalten Weichmacher, die in das Wasser übergehen. Diese Plastikteilchen haben hormonähnlichen

Charakter und stellen somit Gifte für den Körper dar.

Trinken Sie Leitungswasser nur dann, wenn es sich nicht umgehen lässt. Das Abkochen des Leitungswassers bringt leider nichts.

IHRE AUFGABE FÜR HEUTE...

Trinken Sie ab heute überwiegend Wasser (mind. 1 Liter)

Meiden Sie ab heute pure Fruchtsäfte (hoher isolierter Fruchtzuckeranteil)

Meiden Sie ab heute Softdrinks wie Cola, Fanta usw. (hoher Anteil an Industriezucker)

Meiden Sie ab heute jede Art von Alkohol

Tee und Kaffee in Maßen

Tag 9

Sport und Bewegung Teil 1

"Wer rastet, der rostet." Dieser Spruch mag zwar „ausgelutscht" sein, sagt aber alles darüber aus, was „Bewegung" in Verbindung mit „Gesundheit" ausmacht.

Wir Menschen besitzen einen natürlichen Bewegungsdrang, der gelebt sein möchte. Kinder werden zappelig, wenn sie zu lange sitzen müssen, sei es in der Schule oder am Essenstisch. Erwachsene werden unruhig, wenn sie über Stunden im Auto verbringen

Wenn Sie an Gewicht verlieren wollen, müssen Sie über den Tag verteilt eine NEGATIVE Energiebilanz aufweisen. Nur so ist es möglich, dass Ihre Pfunde purzeln. Wer was anderes behauptet, der lügt.

Die drei Säulen für ein erfolgreiches Abnehmen sind:

1. Die geistige Einstellung
2. Die richtige Ernährung
3. Bewegung und Fitness

Ohne Bewegung sind wir nichts! Sport, Fitness, Bewegung – man kann es nennen, wie man möchte, jede Art von körperlicher Ertüchtigung hält den Körper am Leben. Hier die wichtigsten Vorteile, die sportwissenschaftlich belegt sind:

Stärkung: Körper, Geist und Seele, Vorbeugung gegen

Herz-Kreislauf-Erkrankungen, Diabetes, Optimierung des Stoffwechsels, Stärkung des Immunsystems u.v.m.

IHR AUFGABE FÜR HEUTE...

Bringen Sie sich heute in Bewegung. Möglichkeiten gibt es viele... machen Sie einen langen (zügigen) Spaziergang, fahren Sie Fahrrad, schwimmen Sie ein paar Bahnen usw.

Bewegung heute:

Mind. 30-45 Minuten

Ab sofort: Mind. 3 x die Woche à 30-45 Minuten

Tag 10

Was in der Paleo-Welt (Steinzeitdiät) nicht gegessen wird Teil 2

Keine Milch…

Milch ist in letzter Zeit zu einem umstrittenen Lebensmittel geworden. Die Anzahl der Fachbücher wie auch wissenschaftliche Ergebnisse gegen Milch häufen sich. Auch diverse Internetseiten wie z.B. **www.milchlos.de** befassen sich kritisch mit dem Verzehr von Milchprodukten. Ausgebildete Ernährungsberater wie auch die Medien schwören nach wie vor auf das tägliche Glas Milch. In den sogenannten Zivilisationsländern gilt sie als Grundnahrungsmittel, denn: „Milch ist gesund." Ist dem wirklich so?

Der Verzehr von Milchprodukten hat auch die Meinung der Paleo-Anhänger gespalten. Dazu aber später mehr. Wie Getreide, so ist auch die Verwendung von Milch anderer Tiere als Nahrungsmittel erst ca. 10.000 Jahre alt. Der Verzehr von Milch war erst dann möglich, als der Mensch anfing, gewisse Tiere zu domestizieren (d.h. zu zähmen bzw. zu zügeln).

Der Mensch kam zwei Millionen Jahre ohne Milch aus und dennoch macht die Milchindustrie fleißig Werbung, dass die Milch unverzichtbar sei. Dabei leidet die Mehrheit der Menschen auf dieser Welt unter einer Milchunverträglichkeit. Nicht selten klagen Menschen nach einem Glas Milch über Beschwerden wie Magenschmerzen, Krämpfe und

Blähungen.

Des Weiteren ist die Milch aus dem Supermarkt homogenisiert und pasteurisiert, was die Milch zu einem fast toten Produkt deklariert. Ein weiterer Punkt ist die Massentierhaltung der Kühe wie auch der Einsatz von Wachstumshormonen und Antibiotika, dem die Tiere permanent ausgesetzt sind.

Viele Milchprodukte enthalten von Natur aus Milchzucker, was die Insulinproduktion ankurbelt und der Fettverbrennung entgegenwirkt.

IHRE AUFGABE FÜR HEUTE…

Reduzieren / meiden Sie Milchprodukte wie Milch aus dem Supermarkt. Streichen Sie aus Ihrer Liste künstliche (Früchte-) Joghurts, die überwiegend aus Zucker bestehen und machen Sie einen großen Bogen um Müll??-Milch-Produkte.

Wenn unbedingt Milchprodukte, dann:

Rohmilch, direkt vom Bauern, Ziegen- und / oder Schafsmilch bzw. -Käse und…… alternativ: **Mandelmilch oder Kokosmilch.**

Tag 11

Was in der Paleo-Welt (Steinzeitdiät) gegessen wird Teil 2

Fisch...

Fisch versorgt uns mit vielen lebensnotwendigen Vitaminen und Nährstoffen (vor allem hochwertigem Eiweiß), dabei ist er meistens fettarm und leicht verdaulich. Fisch ist einhervorragender Eiweißlieferant. Kabeljau, Scholle, aber auch Flunder und Seelachs sind sehr fettarm und reich an Proteinen. Mager sind auch Schellfische, Garnelen, Forellen oder Heilbutt. Nebenbei erwähnt: Mit dem Verzehr von Gemüse verbessern Sie die Wertigkeit des Eiweißes um ein Vielfaches.

Fisch kann aber noch mehr. Fische nehmen in der Regel ihre Nahrung roh zu sich. Sie essen mitunter Algen und versorgen sich somit ausreichend mit Vitaminen, Mineralstoffen, essenziellen Aminosäuren und Omega-3-Fettsäuren. Wenn man hin und wieder Fisch roh isst (z.B. als Sushi), profitiert man von den darin enthaltenen sekundären Pflanzenstoffen.

IHRE AUFGABE FÜR HEUTE...

Fisch kann in der Küche eine riesige Bereicherung sein. Fisch ist in der Regel arm an Kalorien und durch den hohen Eiweißgehalt unheimlich sättigend.

Daher erweitern Sie Ihren Speiseplan. Essen Sie ab heute mind. 2-3-mal in der Woche Fisch.

Fischsorten können sein: **Sprotte, Heilbutt, Thunfisch, Makrele, Lachs und Hering.**

Tag 12

Wie viele Mahlzeiten?

Eine Frage, die hin und wieder auftaucht, ist: **"Wie viele Mahlzeiten sind sinnvoll?"** In der allgemeinen Ernährungswelt gibt es hierbei unterschiedliche Ansichten und jede Empfehlung wird mit logischen Begründungen untermauert.

Die Frage, wie viele Mahlzeiten man pro Tag essen sollte, wird in den Medien breit und kontrovers diskutiert. Stellt sich die Frage: Was ist richtig, was ist falsch? Bevor wir die Frage beantworten, möchte ich ganz grob die einzelnen Ernährungsregeln in Bezug auf "wie viel" auflisten.

Die Klassiker:

3 Mahlzeiten am Tag oder 3 Mahlzeiten am Tag und „Esse morgens wie ein Kaiser, mittags wie ein König und abends wie ein Bettler" oder 6 Mahlzeiten verteilt über den Tag (3 große und 3 kleine) oder 6 kleine Mahlzeiten oder 2 große Mahlzeiten und abends: „Dinner Cancelling" (= das Weglassen des Abendmahls) oder „Esse morgens nichts (außer vielleicht Obst) und dann 2 reguläre Mahlzeiten" (evtl. mit Zwischenmahlzeiten)…

…oder gar keine Regel

Bei all diesen Essensregeln beschleicht einen das Gefühl, dass jeder so sein Süppchen kocht. Eins ist aber gewiss: Wir müssen was essen, sonst haben wir ein kleines Problem. Mit diesem Kapitel möchte ich die Frage aus der Sicht des Paleo-Lifestyles beantworten.

Wer kennt sie nicht, die Essensregel (siehe oben) von Mutti, Papi oder vom Ernährungsberater. Über die Hälfte der Bevölkerung geht mindestens einmal die Woche ohne Frühstück aus dem Haus. Die Gründe hierbei können vielfältig sein. Keine Zeit, soziale Armut oder einfach nur kein Appetit. Und genau das, kein Appetit, ist nichts anderes als ein evolutionäres Programm, das wir unbewusst abspulen.

Unsere Vorfahren (Jäger und Sammler) konnten beim Jagen nicht immer eine reiche Beute verzeichnen und daher fielen die Mahlzeiten unterschiedlich üppig aus. Manchmal gab es viel und reichlich und dann wieder sehr wenig zu essen. Manchmal gab es auch gar nichts.

Unser Stoffwechsel ist seit Jahrtausenden auf dieses Auf und Ab eingestellt. Klammern Sie sich daher nicht an feste Essensregeln, wenn Sie im Inneren merken, dass Sie ganz anders ticken. Also, Sie kriegen morgens nichts runter? Ist komplett in Ordnung. Sie haben gegen 16.00 Uhr (in Deutschland „Kaffee- und Kuchenzeit") plötzlich Appetit auf Fisch und Salat? Auch das ist komplett in Ordnung.

IHRE AUFGABE FÜR HEUTE...

Oft fressen(!) wir Frust und Wut nicht nur sprichwörtlich in uns hinein.

Daher essen Sie immer nach Gefühl (Hungergefühl) und nicht, wenn es Ihr Kopf (Gedanken) befiehlt.

Tag 13

Was in der Paleo-Welt (Steinzeitdiät) nicht gegessen wird Teil 3

Kein (Industrie-) Zucker...

Zucker ist in unserer Gesellschaft allgegenwärtig, bewusst wie auch unbewusst: Zucker im Tee, Zucker im Kaffee, Zucker im Eistee, Zucker im Kuchen, Zuckeraufstriche auf dem Brötchen, Zucker in Backwaren, Zucker in Fertignahrung, Zucker in Milchprodukten, Zucker in Senf und Soßen. Mit dieser üblichen Ernährungsweise schafft es der deutsche Bürger auf gut 36 kg reinen Zucker pro Jahr, was später zu Fettleibigkeit und einer langen Liste von gesundheitlichen Problemen führen kann.

Dass ein Zuviel an Zucker dick macht, ist nichts Neues.

Daher halte ich mich kurz...

IHR AUFGABE FÜR HEUTE...

Reduzieren Sie ab heute (stark) Ihren Zuckerkonsum. Hierbei gilt es zu beachten, dass gerade der versteckte Zucker die größten Probleme bereitet.

Beispiele für versteckten Zucker: Ketchup, Gewürzgurken, Fertigsuppen, diverse Kaffeemischungen, Fast-Food, Früchtetee (z.B. Hipp) usw.

Lesen Sie, wenn möglich, immer die Zutatenliste des

jeweiligen Lebensmittels. Alles, was mit „-ose" endet, ist Zucker und hat im Einkaufswagen nichts zu suchen.

Zucker-Alternative: **Xylit oder Stevia**

Tag 14

Was in der Paleo-Welt (Steinzeitdiät) gegessen wird Teil 3

Gemüse...

Gemüse bzw. Blattsalat ist eine weitere tragende Säule der Paleo-Ernährung. Gemüse ist besonders reich an wertvollen Inhaltsstoffen, darunter lebensnotwendige Vitamine, Mineralstoffe, Ballaststoffe sowie sekundäre Pflanzenstoffe.

Mehr als 250 epidemiologische Studien haben erwiesen: Der Verzehr von Gemüse und Obst geht mit einem niedrigeren Krebsrisiko einher. Das gilt für Lunge, Mund und Rachen, Speiseröhre, Magen, Darm und Rektum sowie für die Bauchspeicheldrüse. Für weitere Krebsarten wie Blasen- oder Brustkrebs hält der World Cancer Research Fund Obst und Gemüse als risikosenkend für absolut möglich.

IHRE AUFGABE FÜR HEUTE...

Essen Sie jeden Tag viel an Gemüse und nach Möglichkeit roh.

Achten Sie darauf, dass Sie viel Abwechslung in Ihren Speiseplan hineinbringen.

Tag 15

Der innere Schweinehund

Kennen Sie Ihren schlimmsten Feind? Der schlimmste Feind sind Sie selber. Im Volksmund spricht man vom „inneren Schweinehund".

Wann taucht dieser fiese Hund denn meistens auf? Er ist dann zur Stelle, wenn wir uns eine Veränderung vornehmen, eine Gewohnheit ändern möchten oder uns auf ein neues Terrain raus wagen, und genau dann bellt er uns die Ohren voll. Das Schlimme aber ist nicht nur sein Erscheinen, das blöde Mistvieh kann sogar sprechen. Und wenn er mal angefangen hat, dann ist er nicht mehr zu bremsen.

Er will uns mit seinen Worten verführen, uns zwingen, unser Tun zu unterbinden, er will auf gar keinen Fall eine Veränderung, weil er sich in dieser so genannten Komfortzone sichtlich sprichwörtlich sauwohl fühlt. Ich gebe zu, wenn er uns schon die Ohren vollquatscht, dann klingt das immer einleuchtend und man neigt sehr schnell dazu, ihm Recht zu geben. Weil das, was er sagt, uns eine Erleichterung oder gar eine Befriedigung verspricht, bestimmte, vielleicht unangenehme Dinge doch nicht zu tun.

Warum setzte ich dieses Kapitel in die Mitte dieses eBooks / Buches?

Kann ich Ihnen sagen: weil ich überzeugt bin, dass, während Sie diese Zeilen lesen, Ihr innerer Schweinehund bereits aufgetaucht ist und Sie vielleicht sabotiert, weiter zu lesen.

Die Tricks der inneren Schweinehunde

Innere Schweinehunde tauchen immer dann auf, wenn eine Veränderung bevorsteht. Sie tauchen auch dann auf, wenn man sein Leben ändern möchte. Und am widerspenstigsten sind die inneren Schweinehunde, wenn es um Gesundheit, Fitness und Bewegung geht.

Schweinehunde verfügen über ein ganzes Arsenal an Taktiken, um Ihnen das Leben buchstäblich zu erschweren. Wenn ein Schweinehund nur einen winzig kleinen Funken von Veränderung bemerkt, steht er parat und greift tief in die Trickkiste. Ich möchte Ihnen in diesem eBook eine Taktik vorstellen: Ein Trick ist die Unmöglichkeits-Taktik. Dieser Trick geht davon aus, dass Ihr innerer Schweinehund von der Unmöglichkeit Ihres angestrebten Ziels ausgeht. Folgende Sätze können dann zum Vorschein kommen, die er Ihnen leise in Ihr Ohr flüstert:

Das geht nicht… Wie stellt der sich das vor… Das ist unmöglich… Das schaffe ich nicht… Geht nicht, muss arbeiten… Geht nicht, meine Familie… Geht nicht wegen dem Nachbarn Meier… Das klappt doch nie… Nie und nimmer… Aber…

Gibt es hierfür eine Gegen-Taktik?

Ja klar hier.

IHRE AUFGABE FÜR HEUTE…

Anti-Schweinehund-Taktik 1: Die "Innere Schweine-hunde"-Sprache decodieren.

Klar, zu allererst muss man die Sprache der Schweine-hunde decodieren. Das bedeutet, dass die oben genannte Auflistung eine gänzlich andere Bedeutung bekommt. Also, auf den Punkt gebracht bedeutet dies:

Das geht nicht

Wie stellt der sich das vor

Das ist unmöglich

Heißt in Wirklichkeit:

Ich will das nicht

Ich habe Angst

Ich trau mich nicht

Anti-Schweinehund-Taktik 2: Seien Sie ehrlich

Belügen Sie sich nicht selber. Je ehrlicher Sie zu sich selber sind, umso weniger greift die Unmöglichkeits-Taktik.

Anti-Schweinehund-Taktik 3: Die inneren Dialoge umwandeln

Nehmen Sie die o.g. Sätze (ich kann nicht, das ist un-möglich usw.) und verwandeln Sie die Sätze um in:

Was könnte der erste Schritt sein?

Wie schaffe ich das am besten?

Vielleicht halten Sie diese Dinge für banal, aber gewisse Sachen müssen nicht immer kompliziert sein...

Tag 16

Was in der Paleo-Welt (Steinzeitdiät) nicht gegessen wird Teil 4

Keine Hülsenfrüchte…

Hülsenfrüchte wie Erbsen, Kichererbsen, (Stangen-) Bohnen und Linsen spielen seit Urzeiten eine wichtige Rolle in der Ernährung des Menschen. Hülsenfrüchte erreichen große Erträge auf kleinen Flächen. Daher sind ihre Früchte und Samen ein wichtiger Bestandteil der menschlichen Ernährung geworden, und das weltweit. Hülsenfrüchte haben einen relativ hohen Eiweißanteil und sind reichlich an Vitaminen und Mineralstoffen.

In der Paleo-Ernährung werden Hülsenfrüchte eher gemieden, bedingt durch den Anteil an Kohlenhydraten (wegen des Blutzuckerspiegels / Insulins) und den darin enthalten Antinährstoffen wie Phytinsäure, Lektinen und Toxinen. Wer auf Hülsenfrüchte dennoch nicht verzichten möchte, sollte sie vor dem Kochen, wodurch bereits einige Antinährstoffe und Toxine abgebaut werden, für zwei Tage in Wasser einweichen.

Dadurch erhöht sich die Verträglichkeit beim Verzehr von Hülsenfrüchten. Trotzdem bleibt ein gewisser Anteil an Antinährstoffen enthalten, wenn auch vermindert.

IHRE AUFGABE FÜR HEUTE…

Meiden oder reduzieren Sie Hülsenfrüchte.

Sollten Sie dennoch auf Hülsenfrüchte nicht verzichten wollen, dann weichen Sie diese vor dem Verzehr ein.

Tag 17

Was in der Paleo-Welt (Steinzeitdiät) gegessen wird Teil 4

Obst...

Vitamine helfen unserem Organismus, Stress, Umweltgiften und Infektionen entgegenzuwirken. Äpfel, Beeren usw. enthalten sehr viele Vitalstoffe wie Vitamine, Mineralien, Spurenelemente und sekundäre Pflanzenstoffe. Des Weiteren besitzt Obst eine Menge Antioxidantien gegen die sogenannten freien Radikale.

Neben Vitaminen und Mineralien enthält Obst Fruchtzucker. In vielen Diät-Ratgebern und Abnehm-Foren im Internet wird oft vor zu viel Obst gewarnt, da Obst angeblich dick machen würde. Absoluter Blödsinn. Obst besteht zu über 80 % aus Wasser und besitzt eine sehr geringe Energiedichte, sprich Kalorien. Fruchtzucker wird im Körper komplett anders verstoffwechselt als Industriezucker und kann daher auch ohne schlechtes Gewissen genossen werden.

IHRE AUFGABE FÜR HEUTE...

Essen Sie vermehrt Obst.

Bringen Sie viel Abwechslung hinein und achten Sie darauf, dass Sie die jeweilige Obstsorte (sofern machbar), immer als Ganzes (Fruchtfleisch, Schale usw.) verzehren.

Hinweis: Sollten Sie eine reine ketogene Ernährung (Low-Carb) angehen wollen, dann Obst auf das nötigste reduzieren.

Meiden Sie ab heute **pure Fruchtsäfte** (isolierter Fruchtzucker) wie Apfelsaft usw.

Tag 18

Sport und Bewegung Teil 2

Jede Bewegung ist wichtig. Und jede Bewegung fängt im Alltag an. Eine amerikanische Studie der Mayo Klinik Rochester im US-Bundesstaat Minnesota legt nahe, dass die Häufigkeit ganz alltäglicher Betätigungen den Ausschlag dafür gibt, ob jemand schlank oder eher dick ist. Bereits durch sogenannte kleine Bewegungseinheiten über den Tag verteilt kommt es in der Summe sehr schnell zu Energieumsätzen, die bereits gesundheitsrelevante körperliche Impulse setzen.

Jeder einzelne Schritt zählt. Statistiken der Bundes-Gesundheitsüberwachung zeigen, dass ca. 50 % der 50-jährigen Frauen und der gleichaltrigen Männer nicht einmal in der Lage sind, über drei Stockwerke Treppen zu steigen. Die Folgen des Bewegungsmangels sind hierbei abzusehen.

IHRE AUFGABE FÜR HEUTE...

Nutzen Sie so wenige Transportmittel wie möglich. Ich rede von Auto, Bus, Bahn, E-Bike, Aufzug, Rolltreppe usw. Wägen Sie ab, welche Strecken Sie zu Fuß laufen können. Sei es zur Arbeit, zu Freunden oder zum Kiosk. Ist der Arbeitsplatz zu weit entfernt, dann teilen Sie die Strecke auf, parken weiter weg und gehen den Rest zu Fuß.

Nutzen Sie jede Treppe, die Ihnen unterkommt. Treppensteigen hat im Vergleich zu anderen Tätigkeiten mitunter den höchsten Kalorienverbrauch. Probieren Sie auch hierbei z.B., zwei oder gar drei Treppenstufen auf einmal zu nehmen.

Verändern Sie das Tempo beim Laufen oder wenn Sie Treppen steigen. Das bedeutet, legen Sie auf dem Weg zur Post einen kurzen Sprint hin. Stellen Sie sich dabei vor, ein Säbelzahntiger wäre Ihnen dicht auf den Fersen ;-). Mit gelegentlichen Sprints halten Sie Ihren Stoffwechsel und Ihr Herz-Kreislauf-System auf Trab.

Gartenarbeit: Nicht nur für den Körper ist die Gartenarbeit an der frischen Luft eine regelrechte Wohltat, sondern auch für den Geist, denn die Düfte und Farben von Blumen und Pflanzen regen die Sinne an.

Erkunden Sie Ihren Wohnort zu Fuß: Laufen Sie Wege, die Sie nicht kennen. Variieren Sie den Schwierigkeitsgrad, indem Sie Wege mit Steintreppen nutzen oder gar mit einer Steigung.

Einkaufen mit Ballast: Gehen Sie zu Fuß einkaufen. Schnappen Sie sich einen (ordentlichen) Rucksack, verstauen darin Ihre Lebensmittel und laufen Sie mit erhöhtem Körpergewicht nach Hause. Wahlweise können Sie auch hierbei das Tempo variieren.

Die eben aufgezählten Tipps mögen banal klingen, aber Bewegung im Alltag ist nun mal keine komplizierte Sache.

Tag 19

Was in der Paleo-Welt (Steinzeitdiät) nicht gegessen wird Teil 5

Keine Fertignahrung...

Farbstoffe, Konservierungsstoffe, künstliche Süßstoffe und Fertiggerichte

„Lebensmittelzusatzstoffe sind Verbindungen, die Lebensmitteln zur Erzielung chemischer, physikalischer oder auch physiologischer Effekte zugegeben werden... ....um Struktur, Geschmack, Farbe, chemische und mikrobiologische Haltbarkeit verarbeiteter Lebensmittel, also ihren Gebrauchs- und Nährwert zu regulieren bzw. zu stabilisieren." *(Teilzitat: www.Wikipedia.de)*

Im Gegensatz zu normalen, natürlichen Lebensmitteln wie Tomaten, Brokkoli oder Schinken sind Lebensmittelzusatzstoffe kein Bestandteil eines Gerichtes oder Lebensmittels. Sie dienen dazu, das Nahrungsmittel geschmacklich oder farblich zu verbessern und haltbarer zu machen. Bunte Brause, braunere Saucen, haltbare Spargelsuppen, luftigere Kuchen, knusprigere Chips, cremigere Quarks mit wenig Fett; Joghurts, in denen jedes Fruchtstückchen stabil an seinem Platz bleibt...

Unser Essen soll attraktiver erscheinen und zum Kaufen animieren. Fertiggerichte sind in der Regel billig, geschmacksintensiv, einfach in der Handhabung und man kann sie lange lagern. Fertiggerichte aus dem Discounter sind in der Regel alles andere als gesund. Fertiggerichte, auch Fast Food, enthalten eine Menge an Zutaten, die uns auf Dauer dick und krank machen können. Fertiggerichte sind reich an Industriezucker, Salz, künstlichen Aromastoffen, Konservierungsmitteln, Farbstoffen, Geschmacksverstärkern und einigem mehr.

IHRE AUFGABE FÜR HEUTE...

Meiden Sie Fertiggerichte aus dem Supermarkt. Diese enthalten leere Kalorien und etliche Zusatzstoffe, die gesundheitlich bedenklich sind.

Kaufen Sie überwiegend qualitativ hochwertige, frische Sachen, wenn möglich auf dem Wochenmarkt.

Tag 20

Was in der Paleo-Welt (Steinzeitdiät) gegessen wird Teil 5

Kräuter und Gewürze...

Allgemeinwissen zu Kräutern:

Wildkräuter sind krautige Pflanzen, die zum Verzehr geeignet und nicht züchterisch bearbeitet sind. Man findet sie auf Wiesen, Äckern und in Wäldern. Wildkräuter schenken uns seltene Vitalstoffe und wertvolle Heilsubstanzen. Viele passen gut in Salate, Suppen, Pestos und sind ideale Heilpflanzen. Aus ihnen können ohne großen Aufwand heilkräftige Tees oder Tinkturen hergestellt werden. Das Besondere an Wildkräutern ist, dass diese Pflanzen nicht vom Menschen kultiviert wurden und es nie zur Debatte stand, sie gentechnisch zu verändern. Daher besitzen Wildkräuter noch das gesamte Spektrum an Vitalstoffen, Mineralstoffen, Spurenelementen und sekundären Pflanzenstoffen. Wildkräuter sind die reinsten Überlebenskünstler. Sie trotzen langen Dürreperioden genauso wie schlechten Bodenverhältnissen.

Von Insekten und anderen Schädlingen werden sie so gut wie nie befallen. Sogar Kunstdünger können den Wildkräutern größtenteils nichts anhaben. Wildkräuter besitzen eine sehr hohe Mineral- bzw. Vitalstoffdichte und lassen teilweise das herkömmliche Kulturgemüse weit hinter sich.

Beispiel:

Der Kopfsalat hat einen Kaliumgehalt von ca. 224 mg pro 100 g Salat. Des Weiteren 37 mg Kalzium, 11 mg Magnesium und 1,1 mg Eisen (wobei natürlich die Werte je nach Bodenart, Anbaumethode und Lagerdauer variieren können). Das Gänseblümchen (man wird es kaum glauben) hingegen weist einen Kaliumgehalt von ca. 600 mg auf, dazu 190mg Kalzium, 33 mg Magnesium und 2,7 mg Eisen. Das ist nur ein Beispiel von vielen.

Allgemeinwissen zu Gewürzen:

Gewürze sind Teile von bestimmten Pflanzen. Sie werden wegen ihres natürlichen Gehaltes an Geschmacks- und Geruchsstoffen als würzende, geschmackgebende oder geschmacksverbessernde Zutat verwendet. Gewürze spielten im Europa der Vergangenheit eine ebenso bedeutende wirtschaftliche und vor allem politische Rolle wie heute das Erdöl.

Gewürze waren wertvoll, weil sie nicht nur zum Würzen verwendet wurden, sondern auch als Konservierungsstoffe, als Statussymbol und als Grundlage für Arzneimittel dienten. Gewürze dienen in der Naturheilkunde vor allem wegen ihrer Inhaltsstoffe auch als unterstützendes Heilmittel bei sämtlichen Zivilisationserkrankungen. Gerade in Indien, dem Ursprungsland von Ayurveda (Indische Heilkunst), haben Gewürze als Heilmittel eine sehr lange Tradition.

IHRE AUFGABE FÜR HEUTE...

Bereichern Sie Ihre Küche mit einer Auswahl an frischen Kräutern und Gewürzen.

Diese Kräuter sollten Sie unbedingt kennen: **Brennnesseln, Löwenzahn und Gänseblümchen.**

Diese Gewürze sollten Sie unbedingt kennen: **Zimt, Curry, Ingwer**

Tag 21

Nahrungsergänzungsmittel

Gerade in der Abnehm-Szene gibt es eine Vielzahl von Produkten, die allesamt versprechen, dass man ohne viel Mühe und Aufwand abnehmen kann, vorausgesetzt, man kauft und konsumiert Produkt X… (teilweise für viel Geld).

Ich mache es kurz: Sparen Sie sich das Geld und kaufen Sie davon lieber qualitativ hochwertige, frische Bio-Lebensmittel.

Diätprodukte haben auf lange Sicht noch niemandem geholfen, dauerhaft sein Gewicht zu behalten. Um abzunehmen bzw. um Ihr Wohlfühlgewicht auch halten zu können, müssen Sie im Kopf eine Diät machen. Zur Wiederholung: Diät bedeutet eine gesunde und ausgewogene Ernährung, ausreichend Bewegung und das Ganze gekoppelt mit einer positiven geistigen Grundhaltung.

IHRE AUFGABE FÜR HEUTE…

Machen Sie einen großen Bogen um alle Diätprodukte.

Wenn Sie noch welche besitzen, dann entsorgen Sie diese noch heute.

Tag 22

Was in der Paleo-Welt (Steinzeitdiät) nicht gegessen wird Teil 6

Keine puren Fruchtsäfte...

Wenn möglich, meiden Sie pure Obstsäfte und machen Sie um Entsafter (-Geräte) einen großen Bogen. Obst sollte man immer als Ganzes genießen und nicht nur als Saft. Saft alleine enthält isolierten Fruchtzucker und wird im Körper aufgrund der fehlenden Bestandteile wie den Ballaststoffen komplett anders verstoffwechselt. Daher wird der Fruchtzucker aus ernährungswissenschaftlicher Sichtweise heute auch als kritisch betrachtet.

Bei erhöhtem Verzehr von isoliertem Fruchtzucker (enthalten in Obstsäften, Honig, Back- und Süßwaren) können Beschwerden wie Blähungen, Durchfall und Bauchschmerzen auftreten. Das kommt daher, dass die Kapazität des Transportsystems, das den Nahrungsfruchtzucker aus dem Dünndarm in den Körper transportiert, begrenzt ist.

Die Grenzen liegen bei etwa 25 g je Portion bzw. 60 g je Tagesportion. Hinzu kommt, dass über 30 % der Bevölkerung unter Fruktosemalabsorption, sprich an einer Unverträglichkeit von Fruchtzucker, leiden, die obendrein als solche oftmals nicht erkannt wird. Dabei ist die Fruktose-Aufnahmekapazität im Dünndarm deutlich eingeschränkt.

Des Weiteren begünstigt ein hoher Fruktoseverzehr die Gewichtszunahme. Die Triglyceridwerte des Blutes werden

negativ beeinflusst und die Harnsäurewerte können an-
steigen. Ein hoher Fruktoseverzehr wird mit der Entste-
hung des metabolischen Syndroms und, damit einherge-
hend, mit Bluthochdruck, Fettstoffwechselstörungen und
verminderter Insulinempfindlichkeit in Verbindung gebracht. Daher genießen Sie Obst immer als Ganzes.
Sollten Sie dennoch Obstsaft pur trinken wollen, dann
verdünnen Sie diesen mit Wasser und genießen das Glas
als Schorle.

IHRE AUFGABE FÜR HEUTE...

Meiden Sie pure Fruchtsäfte. Essen Sie dafür lieber Obst
als Ganzes.

Tipp: Trinken Sie (grüne) Smoothies

Tag 23

Was in der Paleo-Welt (Steinzeitdiät) gegessen wird Teil 6

Eier…

Sind Eier eigentlich typisch „Steinzeiternährung"?

… denn Eier wachsen ja nicht auf Bäumen oder an Sträuchern. Eier sind nicht ganz Paleo, aber ohne Ei würden auf unserer Speisepalette einige leckere Gerichte fehlen.

100 g Hühnerei besteht zu einem Viertel aus Eiweiß und zu 20,2 g aus Fett, wobei über die Hälfte der Fettsäuren ein- bzw. mehrfach ungesättigt sind. Das Ei ist reich an den Vitaminen A, D, E, K, B1, B2, B3, B5, B6, Biotin, B9 und B 12 sowie den Mineralstoffen Natrium, Kalium, Kalzium, Magnesium, Phosphor, Eisen, Zink, Kupfer, Mangan, Fluor und Jod.

Das wichtigste Vitamin im Ei ist das Vitamin A und seine Vorstufe, das Pro-Vitamin A. Beide Vitamine sind wichtig für unsere Augen. Sie sorgen für die Elastizität des Auges und für eine gute Hell-Dunkel-Anpassung der Iris. Hühnereier sind nicht nur gesund, sondern generell auch ein praktisches Lebensmittel. Eier können z.B. zwanzig Tage lang ungekühlt gelagert werden, denn das Ei wird nicht nur durch die Schale, sondern auch durch Enzyme in seinem Inneren haltbar gemacht.

IHRE AUFGABE FÜR HEUTE..

Das Märchen vom bösen Eier-Cholesterin gehört der Vergangenheit an. Fakt ist, Eier sind gesund und bereichern die Küche. Eier aus Käfighaltung (Kleingruppenhaltung) und Bodenhaltung sollten generell nicht gekauft werden und stehen hier auch nicht zur Debatte. Den Tieren zuliebe sollte man als Verbraucher immer zu Bio-Eiern greifen, auch wenn diese ein wenig teurer sind.

Eier sind vielseitig, haben wenig Kalorien und ein typisches Eigericht kann richtig satt machen...

Tag 24

Der Loser-Tag

Gerade in der Abnehmphase bzw. in jener Phase, in der man seinen eigenen Körper auf eine andere Art von Ernährung einstellen möchte, kann es hin und wieder vorkommen, dass man in sein altes Ernährungsmuster zurückfällt. Um dies zu verhindern, sollten Sie sich einen Tag in der Woche aussuchen, an dem Sie über die Stränge schlagen können.

So verhindern Sie, dass Sie vorzeitig aufgeben. Ernährungsmuster zu verändern, benötigt Zeit, und diese Zeit sollten Sie Ihrem Körper auch geben.

Sie werden merken, dass durch die Steinzeiternährung das Verlangen nach Zucker und Getreide mit der Zeit abflachen wird und der Heißhunger weniger werden wird. Dann kann es passieren, dass ein Loser-Tag in Zukunft nicht mehr notwendig ist.

Daher, geben Sie nicht auf und geben Sie Ihrem Körper Zeit, sich an die neuen lebensverändernden Umstände anzupassen.

IHRE AUFGABE FÜR HEUTE...

Suchen Sie sich einen Tag in der Woche aus, an dem Ihnen - ernährungstechnisch - alles egal ist. Wichtig: Ohne ein schlechtes Gewissen zu haben.

Tag 25

Kurz-Fasten

Hunger ist ein Körpergefühl, das wir ab und zu einmal zulassen sollten. Hunger macht wach und stimuliert komplexe Stoffwechselprozesse. Um die natürlichen Nahrungsinstinkte wiederzuentdecken, ist es wichtig, den Hunger als ein normales bzw. als ein neues wiederentdecktes Körpergefühl zuzulassen. Wissenschaftler gehen davon aus, dass die Jäger und Sammler rund ein Drittel ihres Lebens hungrig verbracht haben. Das bedeutet, dass unser Stoffwechsel so angelegt ist, dass wir hin und wieder fasten sollten.

(Kurz-)Fasten

Wer öfter eine Mahlzeit ausfallen lässt, lebt einer US Studie zufolge länger und kann sich somit vor Stress und Krankheiten wie z.B. Diabetes besser schützen. Kurzes Fasten stimuliert die Reparaturmechanismen im Körper und verlangsamt den Alterungsprozess. Des Weiteren geht Fasten mit der Senkung von Blutzucker, Insulin sowie des Blutdrucks und der Blutfette einher.

Fasten reduziert auch die Stresshormone Adrenalin und Kortisol, wenn das Ganze innerhalb eines gesunden Rahmens stattfindet. Daher lassen Sie ab und zu in der Woche (spontan) eine ganze Mahlzeit weg oder essen Sie einen ganzen Tag gar nichts.

Man beachte, wir reden hier vom Kurz-Fasten bzw. vom

Weglassen einer Mahlzeit bzw. vom Fasten, das auf einen Tag begrenzt ist. Längeres Fasten, das häufig in der Naturheilkunde Anwendung findet, sollte man immer unter Betreuung eines Arztes oder eines Heilpraktikers durchführen.

IHRE AUFGABE FÜR HEUTE...

Lassen Sie 1 bzw. 2 Mahlzeiten in der Woche aus.

Tag 26

Paleo-Lebensmittel „Grauzone"

Nüsse ...

Nüsse (auch Samen und Kerne) sind reich an Mineralstoffen, Spurenelementen und Vitaminen. Nüsse galten lange Zeit als verpönt. Mittlerweile haben Wissenschaftler die kleinen und handlichen Kraftpakete rehabilitiert.

Die fett- und vor allem eiweißreichen Nüsse liefern zwar viele Kalorien, punkten aber mit ihrem Gehalt an lebensnotwendigen Vitaminen und Mineralstoffen. Nicht zuletzt verdanken Nüsse ihr gewandeltes Image dem früher verteufelten hohen Fettanteil. Die knackigen Kerne enthalten bestimmte Fettsäuren, deren besondere Zusammensetzung die Blutfettwerte günstig beeinflusst.

Auch wenn Nüsse viele Vorteile mit sich bringen, haben sie auch gewisse Nachteile. Nüsse beinhalten sogenannte Antinährstoffe, insbesondere die Phytinsäure. Die Phytinsäure, soviel sei hier bereits gesagt, hat die Eigenschaft, Mineralien zu binden. Des Weiteren haben Nüsse eine sehr hohe Kaloriendichte: 100 g Nüsse enthalten ca. 700 kcal (Kalorien). Das bedeutet, wer Nüsse mag, sollte ruhig hin und wieder welche essen, aber dann in Maßen. Als Richtwert gilt, eine gute Handvoll.

Kartoffeln...

Kartoffeln und Süßkartoffeln sind Knollen - die Energiespeicher von Pflanzen. Sie enthalten sehr viel Stärke und Kohlenhydrate. Wenn Sie abnehmen möchten, sollten Sie vorerst auf Kartoffeln verzichten.

IHR AUFGABE FÜR HEUTE...

Streichen Sie vorerst Kartoffeln von Ihrem Speiseplan.

Nüsse / Samen / Kerne stark reduzieren, als Richtwert gilt: Eine gute Handvoll.

Tag 27

Was in der Paleo-Welt (Steinzeitdiät) nicht gegessen wird Teil 7

Keine Pflanzenöle...

Pflanzenöle, wie wir sie kennen, kommen in der Natur nicht vor. Des Weiteren werden Pflanzenöle so stark und aufwendig bearbeitet, dass der angegebene Nährwert dazu in keiner Relation steht.

Durch Erhitzen (ab etwa 130°C, eine Temperatur, die beim Braten oft überschritten wird) von Pflanzenölen mit einem hohem Gehalt an mehrfach ungesättigten Fettsäuren entstehen die sogenannten Transfettsäuren. Transfettsäuren, die auf lange Sicht gesundheitliche Risiken bergen und unter anderem vorkommen in Nahrungsmitteln wie Pommes frites, Chips, Keksen, Fast Food, Teigwaren (Blätterteig) usw., gilt es generell zu meiden.

Handelsübliche Pflanzenöle (Sonnenblumen-, Distelöl usw.) besitzen einen sehr hohen Anteil an Omega-6-Fettsäuren, die wir, bedingt durch den hohen Verzehr von Getreideprodukten (mit hohem Anteil an Omega-6-Fettsäuren) und Fleischprodukten aus Masttierhaltung ohnehin im Verhältnis zu den Omega-3-Fettsäuren zu viel konsumieren.

IHRE AUFGABE FÜR HEUTE...

Ersetzen Sie alle pflanzlichen Öle durch: Butter, Kokosöl, Olivenöl oder Palmfett.

Tag 28

Stress und Abnehmen

Stress und Abnehmen hebeln sich gegenseitig aus. Positiver Stress lässt den Körper mehr von den Stresshormonen Adrenalin und Noradrenalin ausschütten. So kann der Körper auf die Schnelle viel Energie zur Verfügung stellen. Das Gewicht erhöht sich dadurch nicht.

Aber, die wenigsten haben positiven Stress…

Ganz anders sieht es mit negativem Stress aus. Er entsteht durch anhaltende belastende Situationen, die nicht gewollt sind und sich scheinbar auch nicht ändern lassen. Jetzt wird vor allem das Hormon Kortisol ausgeschüttet, das einerseits die Bildung von Bauchfett begünstigt, andererseits das Verlangen nach Süßem weckt.

IHRE AUFGABE FÜR HEUTE…

Die Lösung:

Die Ursache der Stresssituation festmachen, dann wenn möglich ändern und den Stress durch gezielte Entspannungsmaßnahmen abbauen.

Eine Bitte...(Nachwort)

Über Erfolg oder Misserfolg entscheidend oft der Focus auf eine Sache. Ich kann viele Dinge halbherzig erledigen, dann werde ich auch halbherzige Ergebnisse bekommen. Oder ich kann mich auf eine Sache konzentrieren, sprich fokussieren, und ich werde herausragende Ergebnisse erzielen. Wie das Ergebnis ausfällt, hängt von jedem selber ab. Konzentration entsteht meistens aus einem tiefen, inneren Bedürfnis heraus, ein angestrebtes Ziel zu erreichen. Vorrausetzung ist natürlich, dass man überhaupt ein definiertes Ziel besitzt.

In Bezug aufs **„Abnehmen",** steht das Ergebnis immer in Relation wie Sie persönlich an die Sache herangehen. Oft wird hier das Wörtchen „versuchen" in einem inneren Dialog verwendet, oder auch in einem Gespräch mit Bekannten oder Freunden. Was daraus resultiert, ist, dass man sich selber ein Hintertürchen offen hält für ein mögliches, persönliches Versagen.

„Versuchen" hat keinen richtigen Focus. Wenn Sie etwas versuchen, öffnet es Ihnen einen sehr großen geistigen Spielraum. Man gibt sich selber die Möglichkeit zu scheitern und das ohne großartigen Gesichtsverlust.

Ob die Steinzeitdiät funktioniert oder nicht, hängt letztendlich davon ab, was Sie bereit sind zu tun, bzw. was Sie bereit sind zu opfern.

Wichtig ist, dass das Thema „Steinzeitdiät" für Sie nicht nur Theorie bleibt. Fangen Sie heute noch an, Inhalte umzusetzen und spüren sie in den nächsten Tagen (Wochen), wie ihr Körper auf diese Veränderung reagiert.

Ich hoffe sehr, dass Sie in diesem eBook / Buch das finden, was Sie gesucht haben und wünsche Ihnen alles Gute und vor allem Gesundheit ...

Ihr
Michael Iatroudakis

Die Steinzeitdiät / Kompakt

Tag 1: Was bedeutet „Diät"?

Diät bedeutet: Gesundes Essen, Bewegung und das Ganze mit der richtigen geistigen, spirituellen Einstellung sind die drei tragenden Säulen, um langfristig sein Wunschgewicht zu halten.

Tag 2: Die 72-Stunden-Regel

Die 72-Stunden-Regel besagt: Wenn man sich etwas vornimmt, sollte man innerhalb von 72 Stunden den ersten Schritt getan haben, da sonst die Chance nur 1% beträgt, dass man das Vorhaben überhaupt ausführt. Fangen Sie heute an!

Tag 3: Der Ist-Zustand & Formeln und Co

Ob BMI oder THQ, diese Formeln können immer nur Tendenzen bestimmen, aber nicht die komplette Wirklichkeit widerspiegeln. Daher sollte Ihr wichtiger Parameter immer Ihr persönliches Wohlfühlgewicht sein, und das unabhängig von Formeln, Meinungen (von Bekannten und Verwandten) und diversen Schönheitsidealen.

Tag 4: Der Soll-Zustand & Ziele schriftlich fixieren

Fixieren Sie schriftlich, welches Wohlfühlgewicht (in kg) Sie erreichen möchten. Schreiben Sie auf, wann (Datum) Sie es erreichen möchten. Bleiben Sie bei Ihrem Vorhaben realistisch.

Tag 5: Was ist die Steinzeit-Diät?

Auf den Punkt gebracht: Die Steinzeitdiät ist keine kurzfristige Ernährungsumstellung, sondern eher eine komplette Umstellung der Essgewohnheiten. Hierbei geht es darum, die Lebensmittel zu konsumieren, die für den Menschen, spitz formuliert, „artgerecht" sind.

Tag 6: Was in der Paleo-Welt (Steinzeitdiät) nicht gegessen wird Teil 1 / Kein Getreide

Streichen Sie ab heute alle Getreideprodukte aus Ihrer Ernährung. Diese wären: Brot, Brötchen, Toast, Müsli, Nudelprodukte, Reis usw. Ersetzen Sie diese durch reichlich Gemüse bzw. Blattsalat.

Tag 7: Was in der Paleo-Welt (Steinzeitdiät) gegessen wird Teil 1 / Fleisch

Ergänzen Sie Ihre Mahlzeiten mit Fleischgerichten. Achten Sie beim Einkaufen auf die Qualität.

Tag 8: Getränke

Trinken Sie ab heute überwiegend Wasser (mind. 1 Liter/Tag). Meiden Sie ab heute pure Fruchtsäfte (hoher isolierter Fruchtzuckeranteil).

Meiden Sie ab heute Softdrinks wie Cola, Fanta usw. (hoher Anteil an Industriezucker). Meiden Sie ab heute jede Art von Alkohol. Tee und Kaffee in Maßen.

Tag 9: Sport und Bewegung Teil 1

Bewegen (Sport / Fitness) Sie sich mindestens 3-mal die Woche à 45 Minuten.

Tag 10: Was in der Paleo-Welt (Steinzeitdiät) nicht gegessen wird Teil 2 / Keine Milch

Reduzieren / meiden Sie Milchprodukte wie Milch aus dem Supermarkt. Streichen Sie aus Ihrer Liste künstliche (Früchte-) Joghurts, die überwiegend aus Zucker bestehen und machen Sie einen großen Bogen um Müll??-Milch-Produkte.

Tag 11 : Was in der Paleo-Welt (Steinzeitdiät) gegessen wird Teil 2 / Fisch

Fisch kann in der Küche eine riesige Bereicherung sein. Fisch ist in der Regel arm an Kalorien und durch den hohen Eiweißgehalt auch unheimlich sättigend.

Tag 12 : Wie viele Mahlzeiten?

Oft fressen(!) wir Frust und Wut nicht nur sprichwörtlich in uns hinein. Daher, essen Sie immer nach Gefühl (Hungergefühl) und nicht, wenn es Ihr Kopf (Gedanken) befiehlt.

Tag 13: Was in der Paleo-Welt (Steinzeitdiät) nicht gegessen wird Teil 3/ Kein Zucker

Meiden Sie Industriezucker.

Tag 14 : Was in der Paleo-Welt (Steinzeitdiät) gegessen wird Teil 3 / Gemüse

Essen Sie jeden Tag viel an Gemüse und, wenn möglich / machbar, roh. Achten Sie darauf, dass Sie viel Abwechslung in Ihren Speiseplan hineinbringen.

Tag 15: Der innere Schweinehund

Halten Sie Ihren inneren Schweinhund in Schach.

Tag 16: Was in der Paleo-Welt (Steinzeitdiät) nicht gegessen wird Teil 4 / Keine Hülsenfrüchte

Meiden Sie Hülsenfrüchte.

Tag 17: Was in der Paleo-Welt (Steinzeitdiät) gegessen wird Teil 4 / Obst

Essen Sie vermehrt Obst. Bringen Sie viel Abwechslung hinein und achten Sie darauf, das Sie die jeweilige Obstsorte (sofern machbar), immer als Ganzes (Fruchtfleisch, Schale usw.) verzehren.

Tag 18: Sport und Bewegung Teil 2

Nutzen Sie sämtliche Möglichkeiten im Alltag, um in Bewegung zu bleiben.

Tag 19: Was in der Paleo-Welt (Steinzeitdiät) nicht gegessen wird Teil 5 / Keine Fertignahrung

Machen Sie einen Bogen um Fertignahrung / Fastfood.

Tag 20 : Was in der Paleo-Welt (Steinzeitdiät) gegessen wird Teil 5 / Kräuter und Gewürze

Bereichern Sie Ihre Küche (Mahlzeiten) mit frischen Kräutern und Gewürzen.

Tag 21 : Nahrungsergänzungsmittel

Sparen Sie sich das Geld für Nahrungsergänzungsmittel.

Tag 22: Was in der Paleo-Welt (Steinzeitdiät) nicht gegessen wird Teil 6 / Keine puren Fruchtsäfte

Meiden Sie pure Fruchtsäfte.

Tag 23: Was in der Paleo-Welt (Steinzeitdiät) gegessen wird Teil 6 / Eier

Nutzen Sie Eiergerichte für Ihre Mahlzeiten.

Tag 24: Der Loser-Tag

Suchen Sie sich einen Tag in der Woche aus, an dem Ihnen - ernährungstechnisch - alles egal ist.

Tag 25: Kurz-Fasten

Lassen Sie hin und wieder 1 bzw. 2 Mahlzeiten in der Woche aus.

Tag 26: Paleo-Lebensmittel „Grauzone"

Streichen Sie vorerst Kartoffeln aus Ihrem Speiseplan. Nüsse / Samen / Kerne stark reduzieren, als Richtwert gilt: Eine gute Handvoll.

Tag 27: Was in der Paleo-Welt (Steinzeitdiät) nicht gegessen wird Teil 7 / Keine Pflanzenöle

Ersetzen Sie alle pflanzlichen Öle durch: Butter, Kokosöl, Olivenöl oder Palmfett.

Tag 28: Stress und Abnehmen

Die Ursache der Stresssituation festmachen, dann wenn möglich ändern und den Stress durch gezielte Entspannungsmaßnahmen gezielt abbauen.

Bonus-Kapitel / Der Kreis schließt sich...

Das Hormon Insulin, der Abnehmverhinderer

Was ist Insulin?

Insulin ist ein Hormon, das, wie auch Glukagon (der Gegenspieler von Insulin), in der Bauchspeicheldrüse gebildet wird. Insulin wird bei Bedarf an das Blut abgegeben und löst dann unterschiedliche Wirkungen im Körper aus. Das heißt, Insulin fördert den Einstrom von Blutzucker in die Zellen, den Aufbau des Zuckerspeichers in der Leber bzw. in der Muskulatur und auch den Fettaufbau. Wenn wir etwas essen, das Kohlenhydrate enthält, z. B. Nudeln, Brot, Schokolade, Kartoffeln, Reis usw., beginnt der Blutzuckerspiegel im Körper kontinuierlich zu steigen. Im Einzelnen sieht dieser Prozess so aus: Kohlenhydrate werden bereits im Mund, im Magen und im Dünndarm bis in ihre kleinste Bestandteilmasse aufgespalten, die sogenannte Glucose. Über den Dünndarm bzw. über die Dünndarmzotten gelangt Glucose dann letztendlich in den Blutkreislauf.

Bedingt durch zu viel Zucker im Blut bildet die Bauchspeicheldrüse das Hormon Insulin und stellt automatisch die Fettverbrennung ein. Das Hormon Insulin beginnt dann, den Überschuss an Glucose in die Leber und in die Muskulatur zu transportieren. Die Leber und die Muskulatur sind in der Lage, Zucker zu speichern. Da die Speicherkapazität von Muskeln und Leber begrenzt ist, werden größere Mengen an Glucose zu Fett umgebaut und in Fettgeweben eingelagert. Insulin fördert somit die Bildung von Fett und unterdrückt, wie bereits erwähnt, gleichzeitig den Fettabbau. Das heißt im Umkehrschluss: Je mehr Fett im Fettgewebe eingelagert ist, umso mehr Insulin wird für die Bewältigung des Fettstoffwechsels benötigt.

Glukagon, der Gegenspieler von Insulin

Kommen wir zu Glukagon. Glukagon ist der Gegenspieler von Insulin. Das Hormon wird dann von der Bauchspeicheldrüse freigesetzt, wenn wir eine proteinreiche Mahlzeit (Fleisch, Fisch, Milchprodukte) zu uns nehmen. Glukagon setzt die Fettverbrennungsmaschinerie in Gang und bewirkt somit, dass die Fettzellen ihr Fett in die Blutbahn abgeben, damit dieses von den Körperzellen zum Zwecke der Energiegewinnung verbrannt werden kann.

Des Weiteren bewirkt das Hormon Glukagon, dass überschüssiges Wasser über die Nieren ausgeschieden wird. Glukagon fördert die Rückbildung der glatten Muskulatur in den Arterien, was zur Folge hat, dass das Volumen der Gefäße sich weitet. Das Ergebnis: niedriger / stabiler Blutdruck. Glukagon reduziert auch die Bildung von Cholesterin in den Körperzellen. Das heißt, LDL-Cholesterin („böses" Cholesterin) im Blut verringert sich, während der Anteil an HDL-Cholesterin („gutes" Cholesterin) steigt.

Glukagon und Insulin, eine Zusammenfassung

Die Hormone Glukagon und Insulin sind für unseren

Stoffwechsel maßgeblich. Insulin hat die Aufgabe, den Überschuss an Zucker so schnell wie möglich abzubauen und zu bündeln, bevor dieser im Körper Schaden anrichten kann. Der Ausstoß von Insulin sollte immer die Ausnahme sein und nicht zur Regel werden. Unsere heutige sehr kohlenhydratreiche Nahrung (vor allem Industriezucker und Weißmehl) ist für den menschlichen Organismus auf lange Sicht gesundheitsschädlich (Wassereinlagerung, Bluthochdruck, Entzündungserscheinungen, Herz- und Gefäßerkrankungen, Übergewicht) und führt über kurz oder lang zu einer Abstumpfung der Andockstellen für Insulin an den Zellen, außerdem zu Ermüdungserscheinungen in Bezug auf die Bildung von Insulin, ausgehend von der Bauchspeicheldrüse. Genannt: Insulinresistenz. In Kombination mit Bewegungsmangel kann dies zu Diabetes mellitus Typ 2 führen. Die Bildung von Glukagon sollte hier dominieren, weil dieses die Fettverbrennung ankurbelt, überschüssiges Wasser mithilfe der Nieren ausscheidet und das Cholesterin sowie den Blutdruck stabilisiert. (Extreme) Insulinbildung sollte immer die Ausnahme sein.

Fazit / auf den Punkt gebracht:

Wird von der Bauchspeicheldrüse ständig Insulin gebildet, wirkt dies der Fettverbrennung entgegen und bewirkt des Weiteren, dass Zucker in Fett umgewandelt wird. Glukagon ist hierbei der Gegenspieler und unterstützt durch seine Anwesenheit im Körper die Fettverbrennung. Daher sollte Ihr oberstes Gebot sein, unnötige Insulinausschüttungen seitens der Bauchspeicheldrüse zu unterbinden.

Zur Wiederholung: Wenn Sie gezielt abnehmen möchten, ist es unheimlich wichtig, dass Sie eine unnötige (ständige) Insulinausschüttung meiden. Stattdessen sollten Sie über die richtige Auswahl an Lebensmittel das Hormon Glukagon verstärkt zum Einsatz bringen. Das heißt, fokussieren Sie sich auf jene Lebensmittel, die in der Steinzeitdiät vorrangig verzehrt werden, denn diese bewirken im Körper, dass der Insulinpegel im Rahmen bleibt und dass das Hormon Glukagon vermehrt im Körper gebildet wird.

Das bedeutet, Ihr täglicher Speiseplan sollte aus: **Fleisch, Fisch, Gemüse, Blattsalaten, Obst, Eiern, Nüssen(!) und den richtigen Fetten** bestehen.

Meiden sollten Sie vor allem getreide- und zuckerhaltige Produkte, die eine hohe Energiedichte in Form von Kohlenhydraten besitzen und, wie bereits erwähnt, die Insulinproduktion ständig in die Höhe treiben und somit eine schleichende Gewichtszunahme bewirken oder einer Gewichtsreduktion entgegenwirken.

Bonus Kapitel 2:

6 einfach Paleo Rezepte (2 Personen)

Frühstück 1 - Smoothie mit Kokosmilch

Zutaten :

200 ml Kokosmilch (aus der Dose)

200 g frische Beerenfrüchte oder TK-Produkt

1 reife Banane

Saft einer halben Zitrone

Frische Minze oder Zitronenmelisse nach Geschmack

Zubereitung:

Alle Zutaten werden in ein hohes Küchengefäß gegeben und püriert. Die Trinkdichte kann durch die Zugabe von mehr oder weniger Kokosmilch reguliert werden. Die Kokosmilch liefert wertvolle Fette und die Beeren regen mit ihrem Fruchtzucker den morgendlichen Stoffwechsel an. Die Banane sorgt für eine anhaltende Sättigung.

Frühstück 2 - Omelett mit frischem Gemüse

Zutaten:

4 Eier

1 rote Paprika

3 Esslöffel feingehackte Zucchinistifte

1 Tomate

2 Esslöffel frische Schnittlauchröllchen

Olivenöl

Meersalz

Zubereitung:

Die Paprika entkernen und in dünne Streifen schneiden und zusammen mit den Zucchinistücken in einer Pfanne mit etwas Olivenöl anbraten. Die Tomate in kleine Würfel schneiden. Die Eier aufschlagen und mit einer Gabel locker verquirlen. Anschließend die Ei Masse über das Gemüse geben, kurz anziehen lassen, die Tomatenwürfel darüber verteilen und nach Geschmack salzen.

Wer es innen cremig mag, klappt das Omelett frühzeitig hälftig übereinander und brät es von beiden Seiten an oder wendet es anderenfalls im Ganzen.

Die Omelett Portionen auf Teller verteilen und mit Schnittlauch garnieren, der mit seinen gesunden ätherischen Ölen die Würze gibt.

Mittagessen 1 - Rindersteaks mit Hokaidokürbisgemüse

Zutaten:

2 Rindersteaks, z.B. aus der Hüfte

1 Hokaidokürbis

1 Zwiebel

frischer Thymian

Knoblauch

Muskatnuss

Olivenöl

Meersalz, frischer Pfeffer

Zubereitung:

Die kleinen orangen Hokaidokürbisse sind die einzigen Kürbisse, die nicht geschält werden müssen. Das macht ihre Verarbeitung leicht. Den Kürbis mit einen schweren Messer teilen und mit einem Esslöffel aus beiden Hälften die Kerne entfernen. Anschließend das Kürbisfleisch in kleine Würfel schneiden und zusammen mit der geschnittenen Zwiebel und Olivenöl in eine Pfanne geben.

Das Gemüse 10-15 Minuten dünsten bis es bissweich wird. Dabei immer wieder wenden. In den letzten Minuten mit frischen Thymianblättchen, Salz, gepresstem Knoblauch und einer Prise geriebener Muskatnuss würzen.

Eine Pfanne heiß werden lassen und die trockenen getupften Steaks von beiden Seiten in Olivenöl zwei-drei Minuten von jeder Seite anbraten (medium). Pfanne vom Herd ziehen und das Fleisch kurz ruhen lassen, salzen und pfeffern.

Steaks und Kürbis auf dem Teller anrichten und den Bratensaft der Steaks über das Fleisch träufeln.

Mittagessen 2 - Hühnchen Curry mit Wirsing

Zutaten:

2 Hähnchenfilets

1 Wirsing (halber Kopf)

1 Zwiebel

200ml Kokosmilch (aus der Dose, vor Gebrauch nicht schütteln)

frischen Ingwer

1 scharfe Chilischote (z.B. eine Habanero)

Knoblauch

frisches Thai-Basilkum (ersatzweise frischen Kerbel)

Currypulver

Kokosfett

Meersalz

Zubereitung:

Die Hähnchenfilets in ca. 2 cm große Würfel schneiden. Vom Wirsing die äußeren Blätter entfernen, den Rest in feine Streifen schneiden. Diese kurz in einem Topf mit heißem Wasser blanchieren.

Die Zwiebel und die Chilischote kleinschneiden. Den frischen Ingwer schälen und sehr fein hacken oder pressen. Zwiebel, Chilischote und das Hähnchenfleisch in einer Wok Pfanne in Kokosfett von allen Seiten kräftig anbraten. Dann den Wirsing, frisch gepressten Knoblauch, den Ingwer sowie 1 Teelöffel Currypulver zufügen.

Alle Zutaten gut durch mischen und kurz zusammen ziehen lassen, dann die Kokosmilch nach und nach angießen und einkochen lassen bis eine sämige Konsistenz entsteht. Zum Schluss nach Bedarf salzen und mit den frischen, gehackten Kräutern garnieren.

Abendessen 1 - Blumenkohlsuppe

Zutaten:

1 Blumenkohl

1 große Möhre

1 Bund Lauchzwiebeln

Knoblauch

1 Bund frische glatte Petersilie

400 ml Kokosmilch

Kokosfett

Meersalz

frischer Pfeffer

Zubereitung:

Den Blumenkohl in Rösschen zerpflücken. Die Möhre in kleine Scheibe schneiden. Beides in Wasser bissfest garen. Anschließend gut abtropfen lassen und in einem Topf mit Kokosfett kurz scharf anbraten.

Die kleingeschnittenen Lauchzwiebeln, eine grob zerteilte Knoblauchzehe und eine halbes Bund gezupfte Petersilie hinzugeben.

Unter Rühren die Kokosmilch angießen und aufkochen lassen. Schließlich die Zutaten mit einem Stab pürieren und die Suppe mit Salz und Pfeffer abschmecken.

Die Konsistenz kann durch weitere Zugabe von Kokosmilch oder Gemüsekochwasser variiert werden. Die übrige Petersilie wird fein gehackt und zur Garnierung verwendet.

Abendessen 2 - Thunfischsteaks auf mediterranem Salat

Zutaten:

2 frische Thunfischsteaks

1 halber Kopf Eisbergsalat

1 kleiner Radicchio

3 Lauchzwiebeln

1 Fleischtomate

1 gelbe Paprika

1 kleine Chilischote

frisches Basilikum

Knoblauch

Olivenöl

Meersalz

Saft einer Zitrone

Zubereitung:

Salatblätter waschen und trocken schleudern. Den knackigen Eisbergsalat und den bitter-würzigen Radicchio in mundgerechte Streife schneiden. Die Lauchzwiebeln in feine Ringe schneiden und Chilischote ganz fein hacken. Die Paprika und die Tomate würfeln. Ein Bund Basilikum zupfen. Alle Salatzutaten - bis auf die Chilischote - in einer Salatschale vermengen.

Für das Dressing vier Esslöffel Olivenöl, Meersalz, eine frisch gepresste Knoblauchzehe und die gehackte Chilischote gut vermischen (am besten mit einem Shaker). Wer mag kann das Dressing mit einem Schuss Weißwein verfeinern. Dressing über den Salat geben und gut durchmengen.

Die beiden Thunfischsteaks trocken tupfen und in heißem Olivenöl von beiden Seiten scharf anbraten. Der Kenner isst ihn innen noch roh. Wer davon Abstand nimmt, lässt ihn aber zumindest nicht über ein zartes Rosa hinausgaren. Bei einem fingerdicken Steak sollte der Fisch nicht länger als eine Minute je Seite gebraten werden, anschließend salzen und ggf. pfeffern.

Über den Autor

Lizensierter Fitness-Trainer, Fitness-Lehrer, zertifizierter "MovNat" Trainer, Ausbildung zum Heilpraktiker, Autor, Solopreneur, Digitaler Nomade und Lebenskünstler... ;)

Bereits erschienen (Bücher / eBooks):

Die Matrix-Diät „Abnehmen m. Körper, Geist & Seele"

Der Smoothie-Guide …ein unterhaltsamer Ratgeber

Xylit „Das süße Wundermittel"

Der Paleo-Lifestyle: Steinzeitfitness im 21. Jahrhundert

Der Matcha Tee: Das grüne Wunder aus Japan

Das Kokosöl: Das Geheimnis äußerer Schönheit, stabiler Gesundheit und grenzenloser Energie

Die Steinzeit-Diät: In 28 Tagen zum Wohlfühlgewicht

Die Smoothie-Diät: Gesund und lecker abnehmen mit selbstgemachten Smoothies

Kolloidales Silber: Das natürliche Antibiotikum für Mensch, Tier und Pflanze

Moringa Baum: Mehr Gesundheit, mehr Energie und jünger aussehen mit dem Wunderbaum

Die Zistrose: Das Wunderkind unter den Heilpflanzen

Omega 3: Die wiederentdeckte Fettsäure gegen Herz-Kreislauferkrankungen, Alzheimer, Depressionen, Arthrose, ADHS und Entzündungen

4 SuperFoods: Matcha-Tee, Kokosöl, Moringa-Baum, Zistrose (Sammelband 1)

Vitamin D: Das Superhormon gegen Herz-Kreislauferkrankungen, Krebs, Depressionen, Grippe und mehr...

Projekt Diät: Artgerecht zum Wohlfühlgewicht / Sammelband

4 SuperFoods: Vitamin D, Wasser, Gerstengrassaft, Omega 3 (Sammelband 2)

Waser: Das Lebenselixier für Gesundheit, Vitalität und Wohlbefinden

Das Vitamin K: Das vergessene Vitamin

Der Vitamin D & K Faktor: Der Rundumschutz für chronische Erkrankungen

Krafttraining: Kraft ist die bessere Medizin

Der Detox-Plan: Gesundheit, Lebensenergie und jünger aussehen durch natürliche Entgiftung

Zucker: Die (süße) tödliche Verführung [Fettleibigkeit, ADHS, Herz-Kreislauferkrankungen, Diabetes / WISSEN KOMPAKT]

Kokoswasser: Das Natürliche Elixier des Lebens (Anti-Aging, Entgiftung, Sport, Kokosnuss / WISSEN KOMPAKT)

Die Kokosnuss: Wunderfrucht von den Tropen (Sammel-band)

10 Superfoods: Powerfoods für mehr Gesundheit, mehr Lebensenergie und natürliches Anti-Aging (Argan-Öl / Kurkuma / Baobab Affenbrotbaum / Chia Samen und mehr

Kakao: Die wundersame Heilkraft der Kakaobohne

Kokosöl: Das Wunder-Öl in der täglichen Praxis

10 Superfoods 2: Powerfoods für mehr Gesundheit, mehr Lebensenergie und natürliches Anti-Aging

10 Superfoods 3: Powerfoods für mehr Gesundheit

Chia-Samen: Wundersamen für mehr Gesundheit und Le-bensenergie

Barfuß-Fitness: Wie unsere Füße unsere Gesundheit bee-influssen

Paleo 30: Mehr Wissen, mehr Erfolg (Steinzeiternährung)

Glutathion: Das Entgiftungs- und Anti-Aging Wunder

Die Kaizen-Diät: In kleinen Schritten zum Wohlfüh-lgewicht

Paleo Fast-Food: 33 Rezepte aus der Steinzeitküche

Paleo 30: Der ultimative Starter-Guide (Sammelband)

Vorsicht SITZEN: Die unterschätzte Gefahr

Ein gesunder Geist steckt in einem gesunden Körper B. 1

Ein gesunder Geist steckt in einem gesunden Körper B. 2

Avocado-Öl: Das wertvolle Pflanzenöl aus der Frucht der Avocado

Krill-Öl: Die neue Generation von Omega-3-Fettsäuren

Die Welt der Öle: Kokosnuss-Öl, Avocado-Öl & Krill-Öl (Sammelband)

Das Tabata-Prinzip: 4-Minuten-Workout für maximale Fitness

Homepage:

www.my-kindle-ebooks.de

www.smoothie-guide.de

www.xylit-xylitol.com

www.der-paleo-lifestyle.de

Tipp:

Der "STEINZEIT-DIÄT" Online-Kurs:

www.steinzeit-paleo-diaet.de

Ich gebe Ihnen eine Garantie

Mir ist es sehr wichtig, dass Sie aus diesem eBook / Buch den größtmöglichen Nutzen ziehen. Sollten Sie dennoch enttäuscht sein und Sie keinerlei Nutzen verzeichnen könnten, dann schreiben Sie mir eine E-Mail und ich erstatte Ihnen ohne Wenn und Aber den Kaufpreis zurück.

In dieser Hinsicht vertraue ich Ihnen als ehrlichem Menschen.

Bitte um ein Feedback

Eine persönliche Bitte:

Sollte irgendetwas in diesem eBook / Buch nicht stimmen.
Sollte eine Behauptung nicht richtig sein.
Haben Sie einen Abschnitt/ein Kapitel nicht verstanden?
Haben Sie sich über einen Satz/einen Abschnitt aufgeregt?
Habe ich Sie in irgendeinem Satz beleidigt?
Habe ich irgendwo undeutliche Formulierungen benutzt?
Und ergänzend alles andere…

Dann nehmen Sie mit mir Kontakt auf:

info@my-kindle-ebooks.de

Dieser Weg ist mir lieber, als wenn der Leser dieses eBook / Buch mit negativen Gefühlen beschließt.

Berichten Sie mir Ihre persönlichen Erfahrungen mit dem der Steinzeit-Diät, ich würde mich über Ihr Feedback freuen…

Rechtliches

Haftungsausschluss/Disclaimer

Der Besuch unserer Seiten kann nicht den Arzt ersetzen. Suchen Sie bei unklaren oder heftigen Beschwerden unbedingt einen Arzt auf! Die Informationen auf unseren Seiten sind vom Autor und Verlag sorgfältig recherchiert und zusammengestellt worden.

Dennoch kann keine Garantie übernommen werden. Die hier dargestellten Informationen dienen nicht Diagnosezwecken oder als Therapieempfehlung. Eine Haftung des Autors und Verlages für Personen-, Sach- und Vermögensschäden durch die Gesundheitstipps und Rezepte auf unseren Seiten wird ausgeschlossen.

Herausgeber:

Michael Iatroudakis
Drewitzer Str. 1
14478 Potsdam
Tel.: Auf Anfrage
Email: info@my-kindle-ebooks.de

Quellenangaben:

(Für externe Inhalte der Webseiten übernehmen der Verlag und der Autor keine Haftung bzw. Verantwortung)

PaläoPower: Das Wissen der Evolution nutzen für Ernährung, Gesund-heit und Genuss / Sabine Paul

www.dge.de   (Deutsche Gesellschaft für Ernährung)

http://de.wikipedia.org/wiki/Steinzeitern%C3%A4hrung

http://de.wikipedia.org/wiki/Fleisch   (Fleisch und Fisch)

http://nadine-schwan.suite101.de/wie-gesund-ist-fleisch-a46437 (Fleisch und Fisch)

http://de.wikipedia.org/wiki/Biologische_Wertigkeit (Fleisch und Fisch)

http://de.wikipedia.org/wiki/Glucagon (Eiweiß und das Hormon Glukagon)

http://www.med4you.at/laborbefunde/lbef2/lbef_insulin.htm

http://wap.stern.de/op/stern/de/ct/-X/detail/gesundheit/Folgeschaeden-Diabetes-Zucker/655399/   (Eiweiß und das Hormon…)

http://de.wikipedia.org/wiki/Kohlehydrate (Eiweiß und das Hormon…)

www.zuckerwirtschaft.de   (Eiweiß und das Homon…)

http://de.wikipedia.org/wiki/Insulinresistenz

http://www.diabetes-heute.uni-
duesseldorf.de/fachthemen/entstehungs
ausbreitungverbreitung/index.html?TextID=1025
(Zahlen über Diabetes M)

http://paleosophie.de/blog/2012/04/blutdruck- cho
lesterin-spiegel-und-korperfett-zum-selber-
programmieren (Glukagon, der Gegenspieler von Insu
lin)

Arthur De Vany „Die Steinzeit-Diät" Zitat: S. 63
ISBN:978-3-864700-00   (Fleisch, das tierische Eiweiß)

http://www.spitzbarts-gesundheitspraxis.de/gesunde-
ernaehrung/fisch-fleisch/6-gesunde-gruende-fuer-
fisch.html   (Fisch)

http://de.wikipedia.org/wiki/Sekund%C3%A4re_Pfla
nzenstoffe (Was sind sekundäre Pflanzenstoffe?)

http://www.eufic.org/article/de/artid/omega-3-
fettsauren/(Fische mit einem hohen Anteil an Omega-
3-Fettsäuren)

http://www.krebsgesellschaft.de/ernaehrung_gesund_
und_lecker,1042.html   (Gemüse)

http://de.wikipedia.org/wiki/Theorie_der_freien_Radi
kale (Obst / Kleiner Exkurs)

http://de.wikipedia.org/wiki/Glyk%C3%A4mische_L
ast (Kleiner Exkurs: Glykämische Last)

http://www.stern.de/ernaehrung/gesunde-
ernaehrung/saisonkalender-fuer-obst-und-gemuese-
alles-zu-seiner-zeit-615752.html (Obst und Gemüse /
Saison)

http://de.wikipedia.org/wiki/Nussfrucht   (Nüsse)

http://de.wikipedia.org/wiki/Nuss   (Nüsse)

http://www.ernestopauli.ch/essen/kochtips/Erdn%C
3%BCsse.htm (Nüsse)

http://de.wikipedia.org/wiki/Fetts%C3%A4uren
(Fette und Öle)

http://www.lebensmittellexikon.de/o0.000050.php
(Fette und Öle)

http://www.zentrum-der-gesundheit.de/gesunde-
fette.html (Fette und Öle)

http://www.urgeschmack.de/omega-6-fettsaeuren-die-
andere-seite-der-medaille/   (Fette und Öle)

S.238 Buch: Syndrom X oder Ein Mammut auf den
Teller / Dr. N.Worm   (Pflanzenfette)

http://de.wikipedia.org/wiki/Weston_Price
(Wirklich gesund: gesättigte Fette)

http://de.wikipedia.org/wiki/Kokospalme (Kleiner
Exkurs: Die Kokosnuss)

de.wikipedia.org/wiki/Oliven%C3%B6l   (Fette)

www.zentrum-der-gesundheit.de/wildkraeuter.html
(Kräuter)

http://de.wikipedia.org/wiki/Gew%C3%BCrz   (Ge
würze)

http://de.wikipedia.org/wiki/Zimt   (Zimt)

http://www.heilkraeuter.de/lexikon/zimt.htm   (Zimt)

http://www.focus.de/gesundheit/news/diabetes_aid_
107195.html (Zimt)

http://www.pharmazeutischezeitung.de/index.php?id
=1587 (Zimt / Blutzucker)

http://www.bfr.bund.de/de/fragen_und_antworten_z
u_cumarin_in_zimt_und_anderen_lebensmitteln-
8439.html   (Zimt &Cumarin)

http://de.wikipedia.org/wiki/Ingwer   (Ingwer)

http://rki.kbs.co.kr/german/news/news_science_detai
l.htm?No=19460 (Curry / Heilwirkung / Dr. Lee)

http://de.wikipedia.org/wiki/Wasser#Menschliche_G
esundheit (Wasser)

http://de.wikipedia.org/wiki/Wasser   (Wasser)

http://www.antiagingaktuell.net/fakt-oder-mythos-2-
liter-wasser-trinken-pro-tag   (Wasser)

http://de.wikipedia.org/wiki/H%C3%BChnerei   (Das
Ei)

http://de.wikipedia.org/wiki/Zucker#Daten_zur_Kult
urgeschichte_des_Zuckers (Industriezucker)

www.stern.de/ernaehrung/aktuelles/volksdroge-so-
viel-zucker-steckt-in-lebensmitteln-1630564.html (In
dustriezucker)

http://www.stern.de/ernaehrung/aktuelles/suesse-
sucht-volksdroge-zucker-1748401.html
(Was bewirkt Zucker im Körper?)

http://nancyappleton.com/141-reasons-sugar-ruins-
your-health/
(Was bewirkt Zucker im Körper?)

http://de.wikipedia.org/wiki/Zuckeraustauschstoffe
(Zuckeraustauschstoffe)

http://www.zentrum-der-gesundheit.de/getreide.html
(Getreide)

http://de.wikipedia.org/wiki/Getreide   (Getreide)

http://de.wikipedia.org/wiki/John_Yudkin
(Weißmehl / Prof. Yudkin)

http://www.wahrheitssuche.org/cholesterin.html
(Weißmehl)

http://de.wikipedia.org/wiki/Max_Otto_Bruker
(Weißmehl / Dr. Bruker)

http://www.zentrum-der-gesundheit.de/mehl.html
(Weißmehl)

http://blog.trackyourplaque.com/ (Webseite von Dr. Davis) (Mehl macht süchtig und dick)

Food And Evolution: Toward a Theory of Human Food Habits von Marvin Harris,Eric B. Ross (Getreide / Evolution)

http://de.wikipedia.org/wiki/Phytins%C3%A4ure (Antinährstoff I: Phytinsäure)

http://de.wikipedia.org/wiki/Lektine (Antinährstoffe II : Lektine)

http://www.dge.de/modules.php?name=News&file=a rticle&sid=179 (Deutsche Gesellschaft für Ernährung) (Antinährstoffe II: Lektine)

http://de.wikipedia.org/wiki/Z%C3%B6liakie (Antinährstoff III: Gluten)

http://de.wikipedia.org/wiki/Gluten (Gluten)

http://de.wikipedia.org/wiki/Norman_W._Walker (Getreide)

http://de.wikipedia.org/wiki/Lactase (Laktose / Laktase / Milch)

http://de.wikipedia.org/wiki/Pasteurisierung (Milch / Pasteurisieren)

http://de.wikipedia.org/wiki/Ultrahocherhitzung (Milch)

http://de.wikipedia.org/wiki/Homogenisierung (Milch / Homogenisierung)

http://www.mri.bund.de/de/max-rubner insti
tut/geschichte/bundesanstalt-fuer-
milchforschung.html (Bundesanstalt für
Milchforschung / Milch)

http://www.pressemitteilungen-
online.de/index.php/ruckstaende-von-antibiotika-in-
milch-nachgewiesen/ (Antibiotika / Milch)

http://de.wikipedia.org/wiki/Antibiotikum (Antibi
otika / Milch)

http://www.nature.com/bjc/journal/v98/n9/abs/660
4331a.html (Milchkonsum und Krebs / Britische Stud
ie)

http://news.harvard.edu/gazette/2006/12.07/11-
dairy.html
(Milchkonsum und Krebs / Harvard-Studie)

http://www.dge.de/modules.php?name=News&file=a
rticle&sid=304 (Milchkonsum und Krebs / DGE)

www.peta.de (Kühe und Massentierhaltung)

http://www.zentrum-der-gesundheit.de/rohmilch.html
(Milch von Weidekühe)

http://de.wikipedia.org/wiki/Ziegenmilch
(Alternative zu Kuhmilch / Ziegenmilch)

http://de.wikipedia.org/wiki/H%C3%BClsenfrucht
(Hülsenfrüchte)

http://www.dge.de/modules.php?name=News&file=a
rticle&sid=179 (Hülsenfrüchte / Lektine)

http://de.wikipedia.org/wiki/Sojabohne#Inhaltsstoffe (Soja)

http://de.wikipedia.org/wiki/Isoflavone (Soja / Iso flavone)

http://www.soja-wissen.de/soja-isoflavone.php (Soja / Isoflavone)

http://www.sylt-gesund-leben.de/texten/SOJA.HTM (Soja / Isoflavone)

http://de.wikipedia.org/wiki/Nahrungserg%C3%A4nz ungsmittel (Nahrungsergänzungsmittel)

http://www.zdf.de/ZDFmediathek/beitrag/video/154 4956/Sind-Nahrungsergaenzungsmittel-sinnvoll%253F-#/beitrag/video/1544956/Sind-Nahrungsergaenzungsmittel-sinnvoll%3F-(Nahrungsergänzungsmittel)

http://www.stern.de/wissen/ernaehrung/vitaminprae parate-wie-gefaehrlich-ist-die-frucht-in-pillen-593711.html (Nahrungsergänzungsmittel)

PaläoPower: Das Wissen der Evolution nutzen für Ernährung, Gesund-heit und Genuss / Sabine Paul (Die Regeln der Mahlzeiten und das Fasten)

Befreite Ernährung: Wie der Körper uns zeigt, welche Nahrung er wirk-lich für Gesundheit und Wohlbe finden braucht von Christian Opitz (Die Regeln der Mahlzeiten und das Fasten)

http://sciencev1.orf.at/science/news/74385 (Fasten)

Die Studie: "Proceedings of the National Academy of Sciences" (Fasten)

http://www.fairberaten.net/fachinfos/fasten/laenger-jung-durch-fasten_7147.html   (Fasten)

http://www.badische-zeitung.de/gesundheit-ernaehrung/gegessen-ein-essay-ueber-die-gemeinsame-mahlzeit--28807174.html (In Gesellschaft essen)

http://de.wikipedia.org/wiki/Motivation
(Die Paleo-Ernährung in der Praxis)

www.eufic.org   (Ohne Bewegung sind wir nichts)

http://www.focus.de/gesundheit/ratgeber/depression
/news/psychologie-sport-vertreibt-selbst-schwere-depressionen_aid_658823.html (Sport und Depressionen)

http://www.fitforfun.de/sport/weitere-sportarten/fit-im-alltag/fit-ohne-qual_aid_3157.html   (Paleo Fitness im Alltag)

http://www.sportunterricht.de/lksport/wasistfitness.html (Was ist Fitness?)

http://www.runnersworld.de/gesundheit/arthrosegefahr-fuer-laeufer.140705.htm   (Paleo Fitness „Laufen")

http://www.zeit.de/sport/2011-09/marathon-paradox-herzinfarkt-berlin (Paleo Fitness „Laufen")

http://www.focus.de/sport/mehrsport/tid-6774/marathon_aid_65733.html   (Paleo Fitness „Laufen") http://www.apotheken-umschau.de/Sport/Einsteiger-Check-Die-sportmedizinische-Untersuchung-151831.html (Paleo Fitness Laufen)

http://www.paradisi.de/Fitness_und_Sport/Leichtathletik/Sprint/Artikel/2164.php (Paleo Fitness „Sprints")
(Paleo Fitness für Fortgeschrittene)

http://www.medizinauskunft.de/artikel/special/07_02_natur.php (Paleo Fitness für Fortgeschrittene)